第2版

U0288023

心脏起搏问答

主　　编 ｜ 华　伟

副 主 编 ｜ 陈柯萍　樊晓寒　牛红霞

编　　者 ｜（按姓氏汉语拼音排序）

蔡　迟　陈柯萍　陈若菡　陈旭华　戴　研

丁立刚　樊晓寒　顾　敏　侯翠红　华　伟

刘志敏　牛红霞　任晓庆　申玉静　王　靖

祝　捷

主编助理 ｜ 林　娜

人民卫生出版社
·北　京·

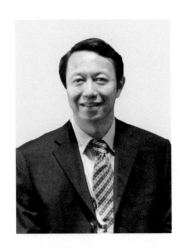

华　伟

中国医学科学院阜外医院主任医师
教授（二级）
博士研究生导师
国务院政府特殊津贴专家
欧亚科学院院士

　　1985年毕业于上海医科大学医学系，同年至中国医学科学院阜外医院心血管内科工作至今。先后在中国协和医科大学攻读医学硕士和博士学位。1994—1996年赴澳大利亚墨尔本皇家医院心血管内科深造，此后在美国Mayo Clinic心脏中心等参观学习。

　　担任中华医学会心电生理和起搏分会主任委员，心力衰竭器械治疗专家委员会主任委员；亚太心律学会（APHRS）学术委员会主席，美国心律学会资深会员（Fellow of HRS），欧洲心脏病学会资深会员（Fellow of ESC）；《中华医学百科全书·临床医学·心血管病学》执行主编，《中华心律失常学杂志》副主编，《EP-Europace

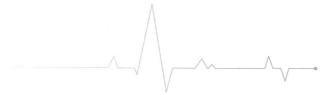

中文版》主编等。获国家科学技术进步奖二等奖1项,中华医学科技奖二等奖3项等。

在中国医学科学院阜外医院临床工作30余年,以心律失常诊断和治疗为专业特长。在多年的临床实践中,已为10 000余例患者植入了心脏起搏器、植入型心律转复除颤器(ICD)和心脏再同步化治疗(CRT)起搏/除颤器(又称三腔起搏/除颤器,CRT-P/D),成为目前国内植入心脏起搏器、ICD和CRT-P/D最多的专家,并曾奔赴全国上百家大医院帮助开展ICD和CRT-P/D植入技术。作为术者植入多个国内第一例心脏电子植入器械,如第一例磁共振兼容起搏器和ICD、第一例全皮下植入型心律转复除颤器(S-ICD)、第一例心肌收缩力调节器(CCM)等。另外,作为主要撰稿人参与我国心脏起搏、ICD和CRT-P/D等指南的制定,为ICD和CRT-P/D植入技术在我国的推广应用作出了重要贡献。

第2版前言

自 1958 年世界第一台人工心脏起搏器成功植入以来，心脏起搏治疗使缓慢性心律失常患者的生活质量明显改善，寿命显著延长，已挽救了无数患者的生命。近年来，起搏器的适应证在不断拓宽，目前心脏起搏器不再仅限于缓慢性心律失常的治疗，应用植入型心脏转复除颤器（ICD）治疗快速性室性心律失常以及心脏再同步化治疗（CRT）起搏器治疗心力衰竭均已成为一线治疗方法。随着起搏器、ICD 和 CRT 的新技术、新功能以及随访工作方式不断更新，对于患者和家属来说，心脏起搏知识的欠缺使他们在心脏起搏治疗前后出现担心、烦恼和困惑。基于此，我们编写了《心脏起搏问答》，通过一问一答的形式，对心脏起搏知识进行系统介绍，对心脏起搏治疗过程中存在的常见疑问进行详细解答，期望患者能够通过阅读本书找到亟待解决的相关问题，正确认识和合理应用心脏起搏器。

随着"健康中国 2030"的推进，医疗保障成为加强和改善社会民生的重要一环。加上近年来中国起搏和电生理专家们在基层医疗大力推动心脏起搏治疗，大大地提升起搏治疗在临床的合理应用量。在科技日新月异发展的同时，起搏技术也在不断创新，如无导线起搏器、全皮下植入型心律转复除颤器（S-ICD）和希氏 - 浦肯野系统起搏等新技术、新方法在国内临床的推广。为了规范临床医疗，提升医疗服务的均一性与一致性，国内相关学会也在不断推出新的指南，如 2021 年公布的《心动过缓和传导异常患者的评估与管理中国专家共识 2020》《植入型心律转复除颤器临床应用中国专家共识（2021）》《心脏再同步治疗慢性心力衰竭的中国专家共识（2021 年修订版）》和《希氏 - 浦肯野系统起搏中国专家共识》等。因此，再版《心脏起搏问答》已经迫在眉睫。

本书主要介绍了心脏起搏治疗的基础知识，并重点阐释对起搏器植入患者的术前评估、术中处理和随访工作等临床实践问题。本书共分为5个部分240项问答，第一部分简单介绍心脏的结构、功能以及心脏常见的疾病，使读者能够更加直观地认识心脏整体特点。第二部分就心律失常的定义、类型及治疗方法展开介绍，使患者能够进一步了解心律失常疾病的特点和治疗手段。第三部分针对心脏起搏治疗心动过缓方面的问题进行系统阐述，总结心脏起搏的基础知识、适应证、植入技术、并发症、程控和随访内容，并结合临床详述患者需要了解的心脏起搏基础知识。第四部分和第五部分分别介绍ICD和CRT新技术的应用，包括该技术适应证、术中手术操作过程和术后随访工作的注意事项。

　　本书旨在普及心脏起搏器的基本知识，力求语言通俗易懂和图像形象生动，以期为广大患者及其家属提供一本实用的参考书，使其能够更加客观地、正确地认识心脏起搏治疗技术。同时，本书同样适合医学生、基层医生、全科医生及心血管内科医生阅读，使其能够更全面地了解心脏起搏器治疗技术基础理论和临床应用，从而为起搏器植入患者提供更优质的医疗服务。

　　本书由中国医学科学院阜外医院工作在临床、科研第一线，实践经验丰富的起搏与电生理专家们撰写，感谢他们为本书的付出与贡献。我们殷切地希望本书能够为广大患者提供心脏起搏治疗方面的相关信息，解答患者关于心脏起搏治疗方面的困惑，从而帮助患者客观地、正确地面对疾病和战胜疾病。

华　伟

2023 年 9 月

目　录

第一部分
正常心脏的结构和功能

第二部分
常见心律失常的基础知识

第三部分
心脏起搏治疗的基础知识

心脏起搏器的基础知识

心脏起搏器植入的基础知识

特殊人群的起搏治疗

第四部分
植入型心律转复除颤器预防心脏性猝死的基础知识

心脏性猝死的基础知识

植入型心律转复除颤器的基本知识

TV-ICD 植入的基础知识

S-ICD 的基础知识

ICD 植入后的基础知识

第五部分
慢性心力衰竭的起搏治疗

慢性心力衰竭的基础知识

心力衰竭的起搏治疗

心力衰竭起搏治疗植入的基础知识

心力衰竭起搏治疗后的基础知识

附录
常用缩略语英中文对照

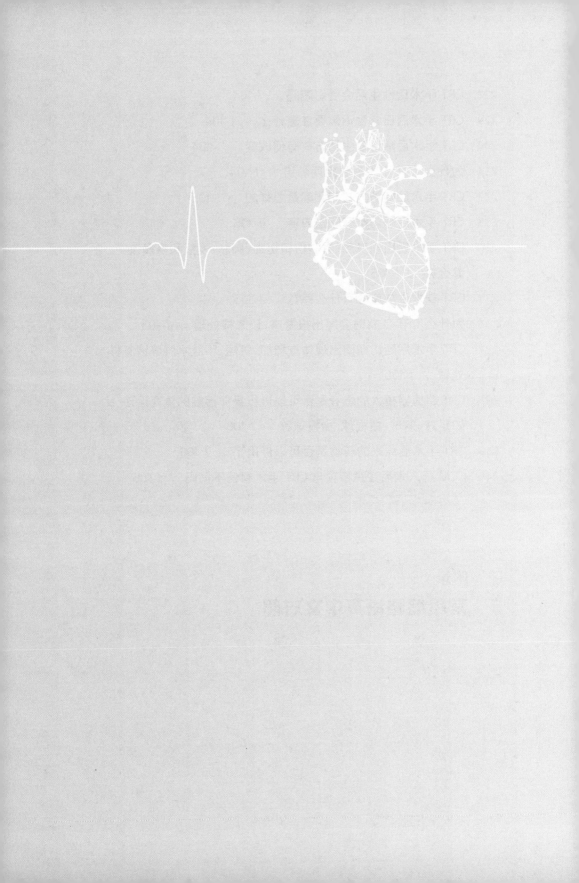

第一部分

正常心脏的结构和功能

1　心脏的结构是什么样的

　　心脏是犹如拳头大小的袋状物,由称为心肌的特殊肌肉组成。心脏不是位于胸腔正中央,其2/3居于正中线左侧,1/3居于右侧。心脏前方对着胸骨体和第2~6肋软骨,后平对第5~8胸椎。心脏大小有本人拳头那么大,在袋中分别有两组称为心房(左心房和右心房)和心室(左心室和右心室)的房间,心房和心室之间,心室和其出口的大血管之间有称为瓣膜的结构。心脏和血管内的瓣膜保证血液在循环系统中以单方向流动。

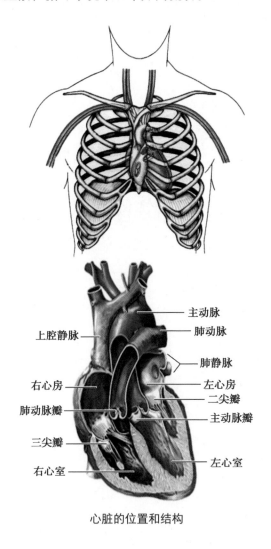

主动脉

肺动脉

上腔静脉

肺静脉

右心房

左心房

二尖瓣

肺动脉瓣

主动脉瓣

三尖瓣

左心室

右心室

心脏的位置和结构

2 心脏是如何工作的

心脏是人体的"血泵",每个"血泵"均由一个心房(低压腔)和一个心室(高压腔)组成。心房接受静脉回流血,再经单向房室瓣帮助血流入心室;心室接受心房流入血,再经单向动脉瓣将血液射入动脉内,如此将血液有效地送向全身。人体的血液循环分为体循环和肺循环,左心将血液泵入体循环,而右心将血液泵入肺循环。体循环的顺序是:左心室—主动脉—分支到各器官的中动脉—小动脉—微循环血管(包括毛细血管)—小静脉—腔静脉—右心房—右心室—从这里进入肺循环:右心室—肺动脉—入肺,在肺泡毛细血管处经气血屏障交换气体后—肺静脉—左心房—左心室。心脏一天搏动 10 万余次,无论是人们醒来时或睡眠时都不停地搏动,因此是很辛苦的脏器。

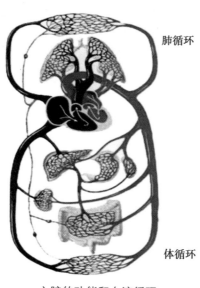

肺循环

体循环

心脏的功能和血液循环

3 心脏传导系统包括什么

心脏传导系统是指心肌内由特殊心肌纤维组成的传导系统,包括窦房结、

3

房室结、房室束（又称希氏束）、左右房室束分支以及分布到心室乳头肌和心室壁的许多细支。在心脏中有发出收缩命令的指令中心，称为窦房结，亦有传递命令的电话线样结构——"传导系统"。正常情况下，窦房结传出的指令先传到心房，其次再传导至心室，肌肉在电刺激兴奋下引起机械收缩和舒张，由此反复形成心脏有规律的搏动，将血液传送至全身。总之，心脏传导系统的功能是产生冲动并传导到心脏各部，使心房肌和心室肌按一定节律收缩和舒张。

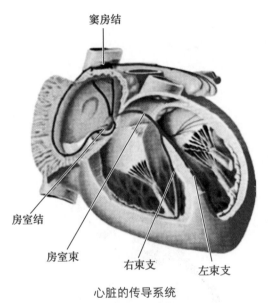

心脏的传导系统

4　正常的心脏是怎样跳动的

人的心脏是一个不知疲倦的动力泵，只要生命不息，它就跳动不止。心脏中的心肌细胞有两种类型。少部分细胞为特殊心肌细胞，它们能够按自身固有的规律，即自律性，不断地产生兴奋并传导给普通心肌细胞，对其进行刺激，使之收缩和舒张。而大多数细胞则为普通心肌细胞，在受到刺激以后，它们将发生收缩，刺激消失以后则又舒张开来。这样的一次收缩和一次舒张合起来，便组合成了心脏的一次跳动。

5 常见的心脏疾病有哪些

由于心脏肌肉受损伤而影响心肌收缩和舒张功能的疾病,如心肌梗死或扩张型心肌病;由于向心肌组织输送血液的通道出现问题导致的疾病,如冠状动脉狭窄引起的冠心病;由于心脏中有的瓣膜出现障碍而形成瓣膜性心脏病;正常情况下,心脏必须按一定规律搏动,如果这种节律变得不规则,则称为心律失常。简单地说,心脏病是许多种心脏疾病类型的总称,因此针对不同类型的心脏疾病应分别采取不同的治疗方法。

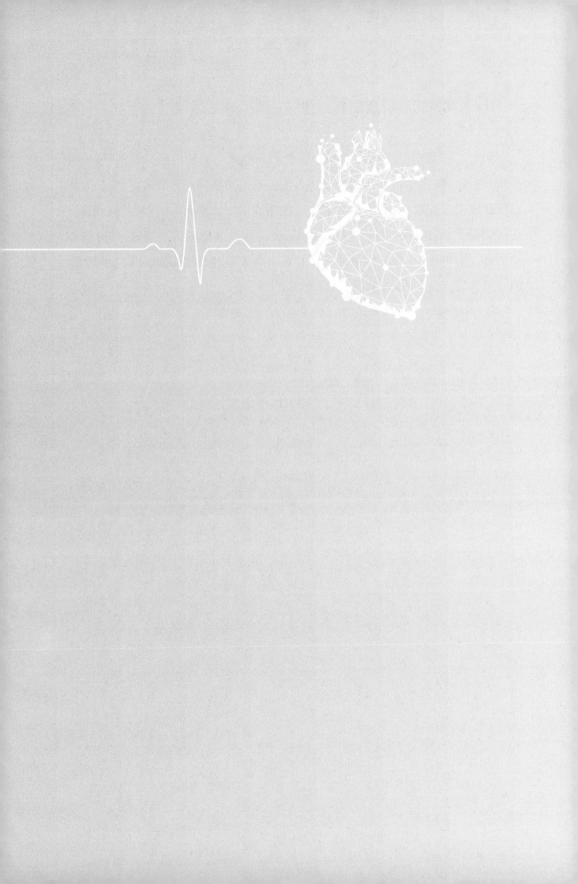

第二部分

常见心律失常的基础知识

6 什么是心律失常

正常心脏跳动 60~100 次 /min（每分钟），如果心脏冲动起源或传导发生异常，如电信号发放停止或延迟、传导紊乱或传导速度异常，都可以引起心脏正常节律的改变，心跳过快、心跳过缓以及心律不齐都是心律失常。心房和心室的电兴奋可以从体表测得，并可以通过心电图（ECG）来观察。当心律失常出现时，在 ECG 上就会出现异常变化。医生根据所读取的 ECG 变化，可以判断心律失常的种类和严重程度。

7 引起心律失常的常见原因有哪些

引起心律失常的常见原因：①器质性心脏病：如先天性心脏病、冠心病、心脏瓣膜病、心肌炎、心包炎、心肌病、心内膜炎等，由于心脏的窦房结和传导系统受病变的侵害，很容易发生心律失常，所以心律失常几乎见于各种类型的心脏病。②全身性或其他系统疾病：如神经系统疾病、内分泌系统疾病、代谢疾病、创伤、手术、心脏导管检查等都可以引起心律失常的发生。③酸碱平衡失调：若体内电解质或酸碱平衡失调，也可造成心律失常的状况。严重低血钾可引起室性心律失常甚至心室颤动。④药物的影响：某些药物的服用可以引起心律失常。需要指出的是，抗心律失常药物本身也有致心律失常的作用，如果应用不当，也能诱发心律失常。⑤心脏退行性改变：随着年龄的增加，心肌的解剖、生理和生化发生变化，使心肌的正常生理性质发生改变，心肌发生纤维化、淀粉样变及瓣膜退行性变，传导系统纤维化、脂肪浸润，心肌的兴奋性增高、传导变慢等，使心律失常发病率明显增加。

8 常见心律失常的类型包括哪些

临床上，心律失常可按其发作时心率的快慢分为快速性和缓慢性两大类，此种分类方法较为简便、实用。

（1）快速性心律失常：

1）期前收缩（又称过早搏动、早搏）：房性、房室交界性、室性期前收缩。

2）心动过速：①窦性心动过速；②室上性心动过速：阵发性室上性心动过速、非折返性房性心动过速、非阵发性交界性心动过速；③室性心动过速：阵发性室性心动过速、持续性室性心动过速、尖端扭转型室性心动过速、加速性心室自主心律。

3）扑动和颤动：心房扑动、心房颤动、心室扑动、心室颤动。

4）可引起快速性心律失常的预激综合征。

（2）缓慢性心律失常：

1）窦性：窦性心动过缓、窦性停搏、窦房传导阻滞、病态窦房结综合征。

2）房室交界性心律。

3）心室自主心律。

4）引起缓慢性心律失常的传导阻滞：①房室传导阻滞：一度、二度（Ⅰ型、Ⅱ型）、三度；②心室内传导阻滞：完全性右束支传导阻滞、完全性左束支传导阻滞、左前分支传导阻滞、左后分支传导阻滞、双侧束支传导阻滞、右束支传导阻滞合并分支传导阻滞、三分支传导阻滞。

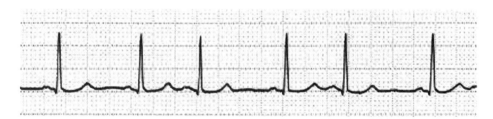

房性期前收缩

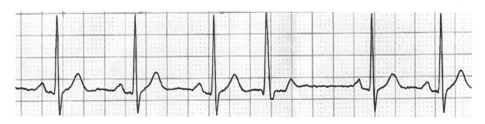

室性期前收缩

9 心律失常有哪些症状

由于心律失常的类型不同,临床表现各异。心律失常的临床表现主要取决于心律失常的性质、类型、心功能及对血流动力学影响的程度。如轻度的窦性心动过缓、窦性心律不齐、偶发的房性早搏(期前收缩)、一度房室传导阻滞等对血流动力学影响甚小,故无明显的临床表现;较严重的心律失常,如病态窦房结综合征、快速心房颤动、阵发性室上性心动过速、持续性室性心动过速等,可引起乏力、易疲劳、气促、头晕、胸闷、心悸和短暂的意识丧失等症状,严重者可威胁患者的生命。

10 什么是心动过缓

心动过缓是由于心脏病变引起心脏搏动异常变慢的病理现象。正常成人的心率为 60~100 次 /min,如果心率低于 50 次 /min 称为心动过缓。

11 心动过缓都有哪些类型

引起心动过缓的病因一般包括病态窦房结综合征和房室传导阻滞两种类型的疾病。病态窦房结综合征是由作为节律指令中心的窦房结出现故障引起的,有各种类型,包括窦性心动过缓、窦性停搏等。

有时窦房结 1 分钟只发出收缩 30 余次的指令,有时突然间几秒内不发指令,有时心房颤动时心率很快,有时窦房结指令 5~6 秒都不能发出。

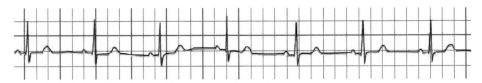

窦性心动过缓

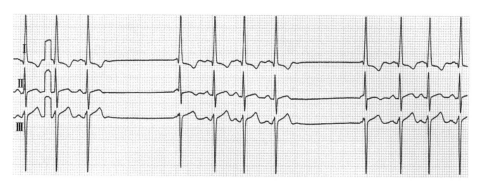

窦性停搏及交界性逸搏

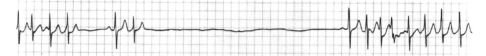

阵发性心房颤动伴窦性停搏

房室传导阻滞是从指令中心传递命令的"电话线"被切断了。此时,心室相对于心房以另一种较慢的自主节律收缩。根据阻滞程度的不同,可分为一度、二度和三度房室传导阻滞。三种类型的房室传导阻滞其临床表现、预后和治疗有所不同。

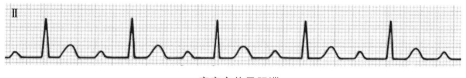

一度房室传导阻滞

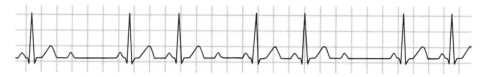

二度房室传导阻滞

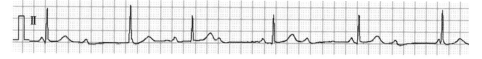

三度房室传导阻滞

上述两种情况所导致的心室率减慢会使心脏收缩无法满足全身血液供应的需要，从而引起头昏、乏力、易于疲劳等症状，严重时出现头晕、黑矇、意识模糊、意识丧失甚至猝死。

12 心动过缓的治疗方法有哪些

目前临床研究证实，无论什么原因（病态窦房结综合征、房室传导阻滞和心房颤动伴缓慢心室率）引起的心动过缓，植入心脏起搏器是最有效的治疗方法。药物在治疗心动过缓方面的效果有限，只能用于短期内对症治疗，长期应用不良反应则明显增加。

13 什么是心动过速

成人心率超过 100 次 /min 称为心动过速。

14 心动过速都有哪些类型

心动过速分生理性、病理性两种。跑步、饮酒、重体力劳动及情绪激动时心率加快为生理性心动过速，多为窦性心动过速（窦性心率 >100 次 /min），多无心脏器质性病变，其特点是心率加快和减慢都是逐渐进行的，通常心率不会超过 140 次 /min，多数无心脏器质性病变的患者通常无明显不适，有时有心慌、气短等症状；阵发性心动过速是一种阵发性过速而整齐的心律，是一种病理性心动过速，可合并或未合并心脏器质性病变，其特征是突然发作和突然停止。根据异位起搏点的部位，可分为房性、结性和室性阵发性心动过速。值得注意的是，心室颤动是严重的异位心律，心室丧失有效的整体收缩能力，而被各部心肌快而不协调的颤动所代替。心室颤动是一种致命性心律失常，发生心室颤动时应立即给予体外直流电复律及抢救药物治疗。

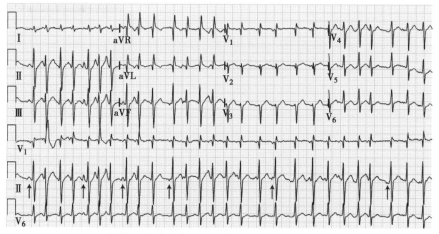

房性心动过速（多源性），心率约 150 次 /min

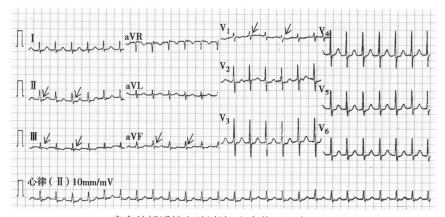

房室结折返性心动过速，心率约 150 次 /min

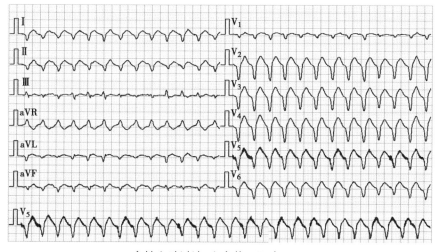

室性心动过速，心率约 160 次 /min

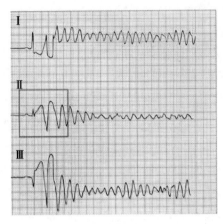

心室颤动

QRS 波与 T 波完全消失，代之以形态大小不等、频率不规则的颤动波，频率为 150~500 次 /min。

15 心动过速的治疗方法有哪些

生理性心动过速绝大多数都有诱因，治疗上通常去除诱因即可，无须进行干预治疗。病理性心动过速首先可尝试应用一些药物来终止心动过速的发作，如心律平（普罗帕酮）、异搏定（维拉帕米）、胺碘酮等，但药物仅是暂时地"终止"发作，不能永久性地根治。静脉推注药物时也有一定的危险性，长期服药既不能确切有效地防止心动过速的再发，同时也是有害的。目前，射频消融术可用来根治部分阵发性室性或室上性心动过速。对于非可逆性原因引起的心室颤动或血流动力学不稳定的持续性室性心动过速导致的心脏骤停，可应用植入型心律转复除颤器（ICD）进行治疗。

16 心律失常的常用诊断技术有哪些

心电生理检查是诊断心律失常的重要手段，主要包括常规心电图（ECG）、动态心电图（Holter）、食管电生理检查、心腔内电生理检查。ECG 检查适合心律失常发作期的诊断。电生理检查可主动诱发心律失常以协助诊断并明确其发生机制和起源部位；检查中加用药物诱发或抑制试验，对指导药物和非药物治疗具有重要意义。

17 什么是植入型心电事件监测器（ICM）

植入型心电事件监测器（insertable cardiac monitor, ICM）是一种可植入皮下的动态心电图监测系统，可长期、持续地监测心电活动，记录异常心电事件，临床上主要应用于晕厥的诊断、隐源性脑卒中患者心房颤动的筛查以及心房颤动的管理，亦被称为植入型循环记录仪（ILR）。ICM 有体积小、植入简单、无线随访、使用寿命长（>3 年）、操作方便、可以明确症状与心律失常关联的特点，不但可以明确诊断，也可为异常心电活动高危人群提供实时监测、预防及早期干预。

18 哪些患者应该使用 ICM

ICM 能够提供长程的持续心脏节律监测，适用于症状发作不频繁或不可预测性的疑似心动过缓或传导异常患者，便于明确心律失常与临床症状的关系。因此，对于怀疑心律失常相关症状的患者，若发作不频繁（症状发作间隔 >30 天），常规的非侵入性检查未能明确时，应使用 ICM 进行长程心脏节律监测。

19 ICM 是如何植入人体的

ICM 通常需要在导管室无菌条件下进行。术前 X 线透视定位目标区域，常规消毒铺巾后在 ICM 植入工具引导下将 ICM 植入患者第 4 肋间距胸骨左缘约 2cm 处的皮下，与第 4 肋间隙的胸骨呈 45°。X 线透视确认 ICM 位置良好并程控确认感知参数良好后缝合切口。

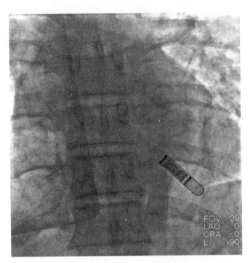

ICM 在 X 线下的影像位置

20 ICM 植入术后应该怎么随访

ICM 植入后 1 个月应进行第 1 次随访,此后每隔 3~6 个月随访 1 次。亦可随时因患者主动激活事件而即刻随访分析。ICM 随访的主要内容:①识别具有临床意义事件的种类和事件持续时间;②由于 R 波感知不足或者过感知,需要对感知敏感度进行调整;③更改空白期;④感知阈值衰减延迟;⑤早期发现由于器械植入带来的潜在不良事件。ICM 植入后,由医生根据临床需求,设置合理的感知和监测参数,合理的参数设置可以有效降低事件的假阳性率和数据复核的工作量。

21 ICM 没电后一定要取出吗

ICM 寿命通常为 3 年,考虑其在电量耗竭后已经失去作用,且植入器械长期留存体内可能存在过敏及感染的风险,通常在电量耗竭后需要将其取出。

第三部分

心脏起搏治疗的基础知识

心脏起搏器的基础知识

22 什么是人工心脏起搏器

人工心脏起搏器（以下简称起搏器）是电子装置，植入人体内调节心脏搏动。它是由电池和闭合的电子回路组成，置于一密闭的金属机盒内，通过与心脏接触的导线发放电刺激。1958 年第一台心脏起搏器植入人体以来，起搏器制造技术和工艺快速发展，功能日趋完善。

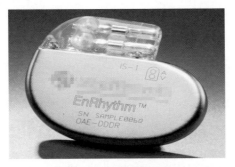

人工心脏起搏器

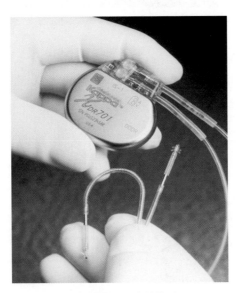

心脏起搏器系统的构成

23 心脏起搏系统的基本结构是怎样的

心脏起搏系统的基本结构包括脉冲发生器和导线。它们和人体组成一个环路,当自身心跳减慢时,起搏器自动发放脉冲,刺激心脏跳动。

24 起搏器包括哪些种类

起搏器的种类包括单腔起搏器、双腔起搏器和三腔起搏器(心脏再同步化治疗起搏器,CRT-P)。

25 起搏器有哪些工作模式

起搏器的工作模式包括 VVI/R(单腔心室起搏 / 带频率应答)、AAI/R(单腔心房起搏 / 带频率应答)、DDDR(双腔起搏 / 带频率应答)等,目前的起搏器有很多自动功能,可以根据患者病情自动调节工作模式。例如病态窦房结综合征的患者,如果植入带有自动 AAI 和 DDD 转换模式的起搏器,当患者自身房室传导正常时,可以自动调节为 AAI 模式,这种方式不但省电,而且更符合生理。

26 什么是单腔起搏器

只有一根导线的起搏器,叫单腔起搏器。导线放置在心房,称为心房单腔起搏器;导线放置在心室,称为心室单腔起搏器。目前心房单腔起搏器植入较少,多植入心室单腔起搏器。其主要作用是维持心室有效的"泵"血次数,发挥着起搏器维持生命最主要的作用。对于永久性心房颤动、心房静止或导线不能固定在心房的患者,只能植入心室单腔起搏器。

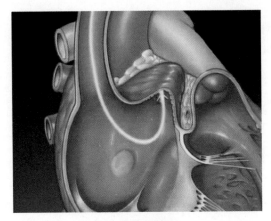

心房单腔起搏器

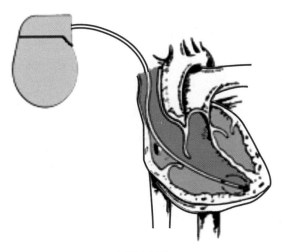

心室单腔起搏器

27 什么是双腔起搏器

　　有两根导线,分别连接于右心房和右心室的起搏器,叫双腔起搏器,通常表示为 DDD 或 DDDR 型起搏器。双腔起搏器功能更全面,更符合生理要求。它能够感知到心房和心室的电活动,判断其是否需要起搏。当需要起搏时,起搏脉冲按照合适的时间顺序向心房和心室发送"指令",使其收缩、舒张更加协调,更贴近正常心脏的搏动顺序。

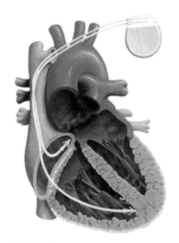

双腔起搏器（心房、心室各有一根导线）

28 什么是三腔起搏器

三腔起搏器是医学专业名词"心脏再同步化治疗"的通俗称谓。因其有三根导线，分别连接于右心房和右心室以及通过冠状静脉连接左心室，所以俗称三腔起搏器。与传统单腔或者双腔起搏器不同，三腔起搏器的主要功能不是纠正心动过缓，而是改善患者心脏机械收缩不同步所导致的心力衰竭。

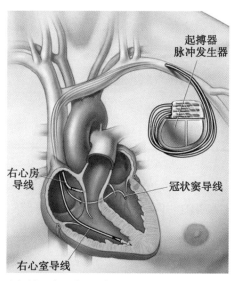

三腔起搏器（心房、心室、冠状静脉各有一根导线）

29 是否所有患者都需要植入双腔起搏器

不是，双腔起搏器主要适用于病态窦房结综合征、房室传导阻滞、病态窦房结综合征伴有阵发性心房颤动、梗阻性肥厚型心肌病及血管迷走性晕厥（心脏抑制型）患者。如果患者为持续性心房颤动，起搏器不能起搏心房，因此只能植入心室单腔起搏器，而不需要植入双腔起搏器。

30 心动过缓是否一定需要植入心脏起搏器

心动过缓是否需要植入心脏起搏器，主要依据心动过缓的严重程度、已经造成的不良后果以及潜在的危害性来决定。通常，显著的心动过缓会引起头晕、反应迟缓、活动后胸闷、乏力、黑矇甚至晕厥等症状，这样的患者均需植入永久起搏器。如果心动过缓相关的症状不明显，一般可以严密监测心率。此外，如果明确心动过缓由某些病因所致，而这些病因是可去除或者可逆的，则可避免安装永久起搏器。但有时心跳过于缓慢可能引起其他不良后果，如心肌缺血或心力衰竭等，或需要通过植入心脏起搏器支持一些必需的抗心律失常药物治疗，对于上述情况，即使患者没有明显的心动过缓相关症状，也需植入心脏起搏器。

31 哪些患者需要植入心脏起搏器

（1）凡是严重的心动过缓伴有相关症状的患者，特别是有脑供血不足症状，例如头晕、黑矇甚至晕厥等，无论由何种原因引起，均需要植入起搏器。

（2）症状呈一过性，或者症状不是十分明显，但检查发现有病态窦房结综合征、房室传导阻滞、心房颤动伴缓慢心室率，或有明显的心脏停搏、心跳忽快忽慢等客观依据者。

（3）某些药物必须服用，但又会使心跳减慢，而您的自身心跳又比较慢，需要起搏器保驾护航。

（4）其他：血管迷走性晕厥（心脏抑制型）、梗阻性肥厚型心肌病及慢性充血性心力衰竭伴心脏不同步等患者。

32　病态窦房结综合征是什么样的疾病

病态窦房结综合征简称病窦综合征，要明确什么是病窦综合征，首先要了解心脏的传导系统。心脏的传导系统包括窦房结、房室结、希氏束和左右束支。窦房结就相当于人体的"司令官"，掌握着心脏跳动的频率，如果窦房结及其周围组织出现病变，导致心跳缓慢，就称为病窦综合征，主要表现为窦性心动过缓、窦房传导阻滞、窦性停搏，有时还可出现心动过缓 - 心动过速综合征。

33　房室传导阻滞是什么样的疾病

房室传导阻滞是指窦房结发出冲动，在从心房向心室传导的过程中，由于生理性或病理性的因素，在房室连接区受到部分或完全、暂时或永久性的阻滞，根据阻滞程度不同，可分为三度：第一度为房室间传导时间延长，但心房冲动全部能传到心室；第二度为部分冲动不能传至心室；第三度则全部冲动均不能传至心室，故又称为完全性房室传导阻滞。二度和三度房室传导阻滞如果出现心跳缓慢，引起头晕、黑矇甚至晕厥症状时，如为非可逆性原因导致，则应植入永久起搏器。

34　心房扑动或心房颤动患者是否适合植入起搏器

心房扑动或心房颤动是非常常见的心律失常，如果持续心房扑动、心房颤动合并三度房室传导阻滞，或心跳缓慢伴有长间歇，则应该植入心室单腔起搏器；如果是阵发心房扑动、心房颤动，转复时出现大于 3 秒的窦性停搏，则应该植入双腔起搏器。如果没有心跳缓慢的情况，患者年龄较轻，可考虑射频消融治疗。

35 植入起搏器是否受到年龄限制

随着起搏科技的快速发展、医疗水平的不断提高,植入起搏器后并发症的发生率已很低,您不用过度担心。目前起搏器植入手术非常安全、可靠,大部分在可控范围内,因此植入手术一般是安全的,对于年龄并没有限制,只要患者一般状况好,都能够承受手术。但是,高龄或低龄患者并发症的发生率相对可能稍高。

36 目前国内外起搏器植入量的现状如何

自从 1962 年我国植入第一台人工心脏起搏器以来,起搏器植入量逐年增加。根据《中国心血管健康与疾病报告 2020》,我国 2019 年植入起搏器的患者超过 9 万例,比 2018 年增长 9.3%,双腔起搏器占比近 70%。在起搏器植入适应证方面,病窦综合征占 50.08%,房室传导阻滞占 43.52%,其他起搏器适应证占 6.4%。中美两国的心律失常发病率大致相同,但中国的人口总量远高于美国。然而,在美国每百万人中有 1 000 人植入心脏起搏器,而在中国每百万人中仅有 60 人植入起搏器。

37 目前起搏器是国产的还是进口的

目前起搏器大多是进口的,有美国和德国等厂家。国产的起搏器较少,包括微创医疗、乐普医疗、先健科技等。

38 目前国内外起搏器的生产厂家有哪些

国外起搏器厂家主要包括美国的美敦力、雅培和波士顿科技公司,德国的百多力公司,国产的起搏器厂家主要有乐普医疗、先健科技和创领心律医疗公司等。

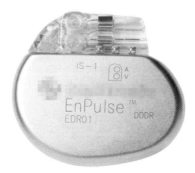

美敦力双腔起搏器（美国）

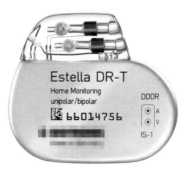

百多力双腔起搏器（德国）

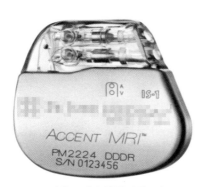

雅培双腔起搏器（美国）

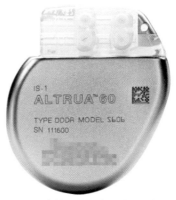

波科双腔起搏器（美国）

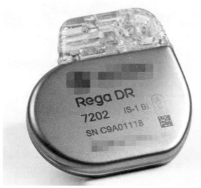

国产起搏器（创领心律医疗）

常用心脏起搏器厂家

39 各个起搏器生产厂家之间起搏器功能的区别,如何选择

各起搏器生产厂家生产的起搏器功能大同小异,一般要根据患者的情况进行选择,包括基础疾病及身高、体重等,最好由医生根据患者病情来定。

40 什么是频率适应性起搏器

频率适应性起搏器能根据您的活动情况自动调整起搏频率。它平时以自己的固有频率发放脉冲,当您在行走、上楼或锻炼时,起搏频率会相应增加;当您休息时,起搏频率则相应降低,使您感觉更舒适。如果人们不能根据活动情况自动调整心跳频率,那么就需要植入频率适应性起搏器。频率应答可应用于单腔或双腔起搏。由于该功能可开可关,故频率适应性起搏器适合所有心跳缓慢的患者。

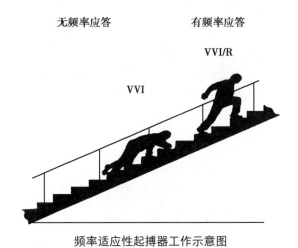

频率适应性起搏器工作示意图

41 哪些人适合植入频率适应性起搏器

人们活动时,心跳加快,以帮助排出更多血液供应全身需要;在休息或活动停止时,心跳逐渐减慢恢复至正常心率。当窦房结功能障碍或双结病变

（窦房结和房室结）时，这种调节功能丧失，心率不能根据自身需要而调整，故而出现乏力、气短、头晕等症状。这种类型的患者适合植入频率应答起搏器。频率应答可应用于单腔或双腔起搏。由于该功能可开可关，因此频率适应性起搏器适合所有心跳缓慢的患者。

42　什么是希浦系统起搏

希氏 - 浦肯野系统（希浦系统）起搏是指心室起搏电极直接起搏心脏的传导束结构——希氏束 - 浦肯野纤维网，根据心室电极植入的位置，分为希氏束起搏（His bundle pacing，HBP）和左束支起搏（left bundle branch pacing，LBBP）。

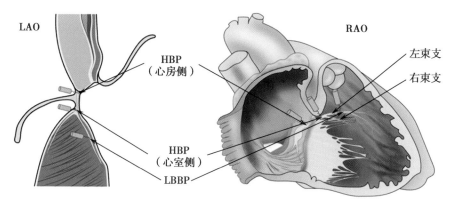

希浦系统起搏示意图（希氏束起搏和左束支起搏）

LAO，左前斜位；RAO，右前斜位；HBP，希氏束起搏；LBBP，左束支起搏。

43　什么是希氏束起搏

希氏束起搏就是将电极拧在希氏束上，起搏器的冲动夺获希氏束，然后将这个信号沿着生理性的传导束，快速地激动左心室和右心室，这样心脏是一个同步化的收缩，是一个最符合生理性的起搏。希氏束起搏可防止心功能的受损，减少心律失常的发生率，甚至能够减少心力衰竭患者远期的不良事件。

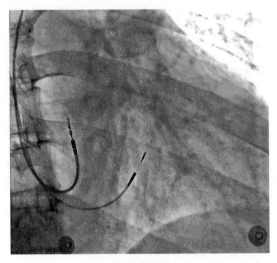

希氏束起搏

44 什么样的患者适合进行希氏束起搏

希氏束起搏主要推荐用于心脏收缩失同步、心力衰竭患者,用于纠正心脏失同步或者维持心脏收缩同步性。

45 什么是左束支起搏

左束支起搏是将导线从右室间隔面深拧穿间隔至左室间隔面内膜下的左束支区域,起搏夺获左束支主干或左前、左后分支或更远端的左侧浦肯野纤维网,达到跨越阻滞部位,保持左心室电同步。

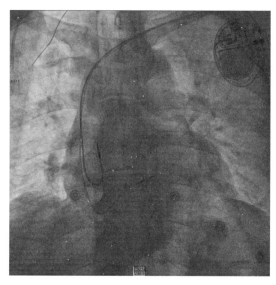

左束支起搏

46 什么样的患者适合进行左束支起搏

左束支起搏主要适用于起搏依赖伴或不伴心力衰竭的患者,以减少远期因非生理性起搏导致的心力衰竭发生。

47 起搏器的其他现代化功能有哪些

起搏器的现代化功能,主要是指起搏器的自动化功能,包括自动测试起搏、感知阈值、自动调整起搏电压、感知灵敏度、自动测试导线阻抗、自动化降低右心室和右心房起搏、自动化延长房室间期等。总之,这些功能的目的就是保证患者安全,起搏更生理,最大化起搏器的使用寿命。

48 永久性起搏器是否能"终身"工作

起搏器电池具有一定的使用寿命,不可能"终身"工作,但是随着科技的进步,起搏器的各种功能着眼于尽量降低起搏器的耗电量,起搏器电池技术也越来越好,因此起搏器的电池寿命会越来越长。

49 起搏器的使用寿命

无论哪个品牌产品,国家卫生健康委都实行统一的担保年限,即单腔 7~8 年,双腔 5~6 年,植入型心律转复除颤器(ICD)及 CRT-D 是 4 年。但是担保的年限不一定就是使用的年限,每个患者的病情不同,起搏器的使用寿命会因人而异。起搏器是精密的电子产品,它能根据自身心跳的情况调整起搏器的工作,如果自身心跳正常,起搏器仅监测心率,不需要起搏;一旦自身心跳缓慢,起搏器可自动发出脉冲信号,起搏心脏。因此,自身心跳好的患者起搏器使用寿命要长于自身心跳不好的患者。一般来说双腔起搏器使用年限为 8 年左右,单腔起搏器为 10 年左右。近年来,由于起搏器电池技术改进,新型起搏器寿命可达 10 年以上。

50 如何做到尽可能延长起搏器的使用寿命

起搏器的使用寿命与起搏器的电池容量、电池耗损有关,要想延长起搏器的使用寿命,首先最好选择植入电池容量高的起搏器;其次,在保证安全的前提下降低起搏器的输出电压,减少能量的消耗;还有尽量减少不必要的起搏,这就需要患者定期到医院随访。总之,起搏器最重要的功能还是起搏功能,保证患者的正常心跳,延长起搏器使用寿命的前提是一定要保证患者安全。

51 起搏器的价格

根据功能不同,起搏器的价格有所不同,目前单腔及双腔起搏器的价格为 1 万 ~5 万元,三腔起搏器的价格为 7 万 ~19 万元,无导线起搏器价格在 15 万元左右。

52 起搏导线的作用与特点

起搏器的导线植入心房和/或心室,主要的功能是起搏和感知,即当患者有自身心跳时,通过导线感知到自身心率,起搏器则不发放脉冲,抑制起搏器起搏;当患者没有自身心跳时,起搏器发放脉冲,通过导线释放刺激信号,起搏心脏,使心率得以维持。

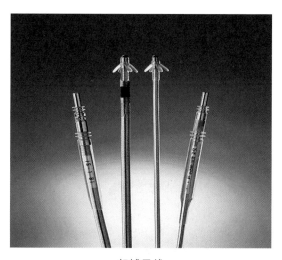

起搏导线

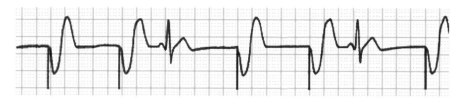

起搏信号

钉样信号为起搏信号,后面为宽大、畸形的 QRS 波,窄 QRS 波为起搏器感知到自身心律后未起搏。

53 起搏导线的使用寿命

据目前的临床文献报道,大部分起搏器的导线使用年限都在 20 年以上,有的患者因为锁骨和第1肋骨之间的夹角过小,容易造成磨损,使用年限会比较短。

54 单极导线和双极导线的区别,如何选择

单极导线只有一层线圈缠绕,有一根只有一个电极的导线位于心脏内,在这个系统中,脉冲从顶端导线(阴极)流动刺激心脏通过体液和组织返回到脉冲发生器(阳极)。其优点是直径较细,植入方便,在心电图上的脉冲信号较大;缺点是容易造成感知过度。双极导线有两层线圈缠绕,直径较粗,有一根有两个电极的导线位于心脏内,在这个系统中,脉冲通过导线末端的顶端电极流动刺激心脏返回导线顶端近侧的环形电极。其优点是更结实耐用,很少造成感知过度等问题。过去的导线多为单极导线,目前的导线均为双极导线。

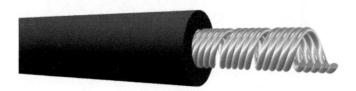

单极导线结构示意图

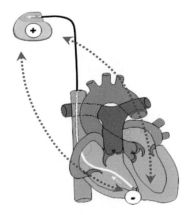

单极导线起搏电流回路图

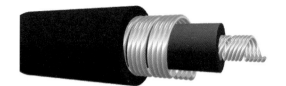

双极导线结构示意图

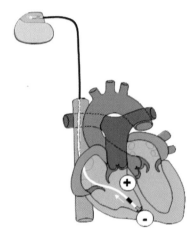

双极导线起搏电流回路图

55 被动固定导线和主动固定导线的区别，如何选择

被动固定导线依靠导线头端的插齿固定在心脏的肌小梁之间，如果患者心脏结构发生变化，肌小梁减少，容易造成导线脱位；主动固定导线通过螺旋的旋进与旋出，可以将螺旋导线放置在心脏的任何部位。对于某些患者如三尖瓣中大量反流、三度房室传导阻滞而心脏扩大，应选择主动固定导线。

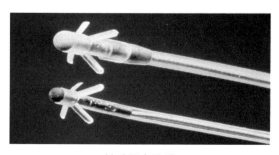

被动固定导线

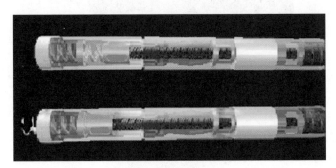

主动固定导线（螺旋导线）

56 什么是临时起搏器

由心动过缓和／或短暂停搏引起的急性血流动力学改变的任何患者，均应考虑植入临时起搏器。如果患者已经有休息时的晕厥、心动过缓或对心动过缓反应所造成的室性心动过速引起血流动力学的改变，应该安置临时的起搏器。一般为心室单腔起搏，右心室放置导线，外接临时起搏器。由于有导管与外界交通，有并发感染的可能，故放置时间不宜过长，当患者病情稳定时，可以拔出临时起搏器。临时起搏器也用于更换起搏器时患者无自身心率的情况，取出永久起搏器时暂时用临时起搏器给予心率支持，手术结束后可拔除。

57 临时起搏器植入是如何进行的

静脉的选择：一般选择股静脉、锁骨下静脉或右颈内静脉途径穿刺，尽可能在有 X 线透视条件下的导管室进行。在紧急情况下，床旁置入临时起搏导线时，常选用锁骨下静脉或右颈内静脉途径。

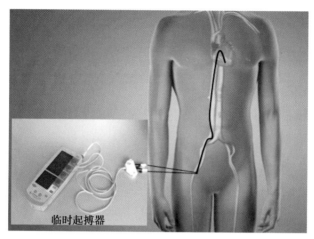

临时起搏器

经股静脉植入临时起搏器示意图

58　临时起搏器植入并发症

　　临时起搏器植入的并发症包括：①起搏失夺获：为最常见的并发症，主要见于导线移位，包括微脱位。心外膜起搏则主要因为局部纤维化和炎症反应所致的阈值升高。通过股静脉植入导线和心外膜临时起搏的后期更容易发生。②心律失常：室性心动过速、心室颤动等均可出现，有报道可达20%。术中可应用抗心律失常药物，或调整导线位置。③穿刺及血栓：包括气胸、血胸、皮下气肿、气栓等。静脉血栓的发生率可以高于30%，提示留置导线期间应注意抗凝，在拔除导线时应注意血栓栓塞事件的可能性。④导管断裂或导管在心腔内打结。⑤心肌穿孔：常见于股静脉途径，导管质地较硬，患者心脏大，心肌薄，导管头端过分顶压或导管心内位置太高时易发生。⑥感染：局部处理不妥或导管放置时间过长，易发生感染。应用抗生素或拔出心内导管后可控制。当然目前植入技术的进步及导管的改进，并发症的发生率已明显下降。⑦其他情况。

59　哪些人应植入临时起搏器

下列情况需要植入临时起搏器：

（1）急性心肌梗死期发生的窦性心动过缓（包括窦性停搏或窦房传导阻滞、二度或三度房室传导阻滞）。

（2）心脏外科围手术期的房室传导阻滞、窦性心动过缓、心房颤动时的长RR间期。

（3）药物（主要有 β 受体阻滞剂、洋地黄、Ⅰ类和Ⅲ类抗心律失常药物、钙通道阻滞剂等）所致心动过缓。

（4）心动过缓或虽无心动过缓但心电图有双束支传导阻滞，不完全性三分支传导阻滞，将要结束全身麻醉及大手术者。

（5）电解质紊乱引起的心动过缓，多见于高钾血症。

（6）具有永久起搏指征，但因感染、身体条件或其他原因而暂不能实施者。

（7）需要更换永久性起搏器时发现患者有起搏器依赖的情况。

（8）无法通过导管消融根除、药物治疗无效且不宜用药物或电复律的室上性或室性心动过速，需要临时采用猝发脉冲刺激终止心动过速者。

60　临时起搏器是否可以代替永久起搏器

临时起搏器只是永久起搏器的过渡，由于它有导管与体外连接，容易继发感染等并发症，而且临时起搏导管较硬，头端没有插齿可以固定，因此容易出现心肌穿孔、脱位和微脱位等并发症。当患者具备了永久起搏器的植入条件，即可植入永久起搏器，然后拔除临时起搏器。

61　您知道无导线起搏器吗

无导线起搏器是可植入心腔内的微型起搏脉冲发生器。

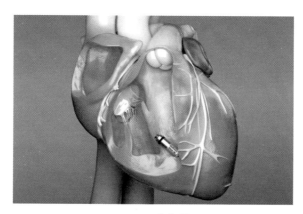

Micra 无导线起搏器

62   无导线起搏器有什么优势

传统起搏器存在的主要问题包括：感染、导线植入失败、导线穿孔 / 脱位、废弃或感染导线拔除的风险、静脉血栓 / 闭塞。无导线起搏器可消除由导线植入引发的并发症，不需要囊袋，避免了囊袋感染，低创伤，手术操作简单等。

63   什么样的患者适合无导线起搏器

目前无导线起搏主要推荐用于：有心室起搏需求，但依赖程度低的人群；囊袋反复感染，静脉闭塞的特殊人群；追求高生活质量和美观的年轻人群等。

64   无导线起搏器能用多久

无导线起搏器电池续航能力更强。Micra 无导线起搏器预估使用寿命超过 12 年。

65   无导线起搏器电池耗竭后怎么办

正是因为无导线起搏器寿命长，可以达到 12 年以上，需要更换的时候重新植入一个就可以了,原有的起搏器通常不需要取出。

66 无导线起搏器是如何植入的

无导线起搏器不用在胸前"开口子",而是通过静脉穿刺,把小小的起搏器从血管里送到心腔内部,具有无切口、无伤疤、术后恢复快的优势,减少了创伤与感染风险,在植入后几乎没有异物感。

心脏起搏器植入的基础知识

67 起搏器植入前准备工作有哪些

患者在起搏器植入手术前,应充分与医生进行沟通,了解手术过程与手术风险,保持良好的心理状态,并在家属陪同下签署手术知情同意书。根据患者具体情况,手术前一天最好能够停用抗血栓药物,如阿司匹林、氯吡格雷、华法林和达比加群等,从而可避免或减少手术中和术后伤口出血。患者应配合医生完成常规术前检查,包括血常规、尿/便常规、肝肾功能、电解质、凝血检查、心电图、超声心动图、胸部 X 线片等。术前排空膀胱,但无须常规禁食水。

68 起搏器植入手术需要多长的住院时间

由于起搏器植入手术需要进行术前准备工作以及术后抗生素的预防应用,故患者通常需要住院 3~5 天。伤口拆线在手术后 1 周左右,一些医院的患者术后 2~3 天即可出院,待术后 7 天再回到医院进行伤口拆线。而另外多数医院的患者,入院后直到拆线方可离开医院。

69 住院时是否需要家属陪护

根据所在医院的不同会有较大的区别。总体上说,能够进行起搏器植入手术的许多医疗单位,大多数护理人员的配置是比较充分的,这类医院原则上是不需要家属跟随照管的。手术当天,为了从精神上鼓励患者,家属中还是应该有人一起来医院为好,有关事宜可向所住医院的医生和护士询问。此外,对于一些年龄较大和/或病情较重的患者,应建议患者家属进行全天的陪护,以免患者病情加重时不能及时赶到医院。

70 起搏器植入手术是不是很大的手术

植入起搏器的手术一般是在局部麻醉下进行的,因此,患者手术和手术前后都是意识清醒的。手术过程需 1~2 小时,手术本身与全身麻醉下进行的开胸术或开腹术等大手术相比是很简单的。

71 起搏器植入过程是如何进行的

首先需要消毒患者前胸部皮肤,然后在右侧或左侧锁骨下约 3cm 处皮下注射局部麻醉剂,注射麻醉剂时会有一定程度的胀痛,但在后续的手术中一般不会再有痛感。麻醉充分起效后,将锁骨下的皮肤沿锁骨平行切开 3~5cm,通过锁骨下静脉穿刺的方法,并在 X 线透视下将导线放置于心脏的适当位置,通过体外检测仪进行导线参数的测试,测试参数满意后,用缝线固定导线。根据起搏器治疗适应证不同,导线有用 2 根的,有用 1 根的。在切口下方制作囊袋(与起搏器体积大小相仿),最后将起搏器与导线连通,将起搏器埋于皮下囊袋中,缝合好切开的皮肤后,手术就结束了。

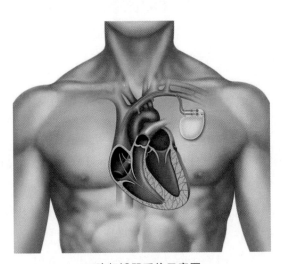

双腔起搏器系统示意图

72 植入起搏器手术的成功率是多少

对于绝大多数的患者来说,植入起搏器手术都是能够成功的。然而,对于心脏或血管结构病变严重者,如心脏扩大、三尖瓣大量反流和静脉迂曲、狭窄等,会影响起搏器植入手术的成功率。因此,医生会在手术前对患者的整体情况进行系统的评估。

73 植入起搏器手术的风险和并发症包括哪些

起搏器手术操作简单,安全性较高,但仍会出现一些并发症。

(1)与手术相关的并发症:感染是起搏器植入手术最常见的并发症,发生率在 0.4%~6.0%,可累及囊袋或整个起搏器导线系统,导致局部伤口经久不愈、感染性心内膜炎甚至败血症。大多数局部轻微感染可应用抗生素进行保守治疗,少数严重感染者则需要取出起搏器及拔除导线、择期重新植入起搏器系统。此外,局部出血、气胸也较常见,通过相应处理能够解决。

(2)与脉冲发生器相关的并发症:由于脉冲发生器发放电冲动,部分患者会出现起搏器埋入囊袋部位肌肉跳动,多数通过降低输出电压或更改导线极性后跳动感会消失或减弱,少数需要手术处理。

(3)与导线相关的并发症:主要包括导线脱位、心脏穿孔、膈肌刺激等,此类情况大多数需要手术处理。

(4)与起搏器系统有关的并发症:包括起搏器综合征和起搏器介导的心动过速,通常通过调整起搏器工作参数即可解决。

74 手术中患者应该如何配合

由于手术操作区域为严格无菌环境,手术过程中患者应始终保持一定的体位。如果患者在手术中有任何疑问或出现身体不适,需要及时告知医生或护士,待医生或护士进行相应处理,切勿身体或上肢动作过大,以免影响手术操作区域的无菌环境和手术过程。

75 植入起搏器后起搏器参数需要如何进行调整

根据病情需要,起搏器参数可通过体外程控仪随时进行调整。术后早期主要对起搏器的一些基本参数进行测定(例如起搏阈值、感知、导线阻抗等),以明确起搏器工作是否正常,而不做特殊调整;术后1~3个月,起搏器导线已和心肌固定,可以根据测试情况调整参数,包括起搏电压、感知灵敏度,并调整房室间期,以保证起搏器工作安全、省电且适合患者的生理状态。

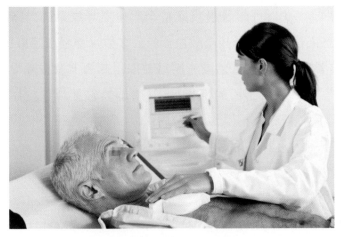

起搏器参数测试与调整

76 起搏器植入术后短期内的注意事项有哪些

起搏器植入术后12~24小时内患者应平卧床上,术侧肩关节避免活动。1~3天后可增加活动量,要适当注意活动量或活动方式。逐渐适量活动肩关节,可以防止肩关节僵硬等不适。植入起搏器术侧手臂早期要严格避免快速地、突然地移动或用力高举等动作,日常活动基本不受限制。

77 手术后伤口需要多久才能拆线

一般而言,术后 7~10 天,伤口愈合良好就可以拆线。

78 出院后患者的自我护理有哪些

(1)保持良好的生活规律,改变不良生活习惯,戒烟,进食不宜过饱。

(2)保持稳定、良好的情绪,注意心理平衡,保证充足睡眠。

(3)习惯每日清晨量度脉搏并记录,若有较大异常,应及时就诊。

(4)起搏器本身不受饮食的影响,但仍应该低盐低脂饮食,适度饮酒。

(5)观察伤口情况,如伤口及囊袋处出现发热、疼痛、红肿或液体流出等情况,应及时就医。

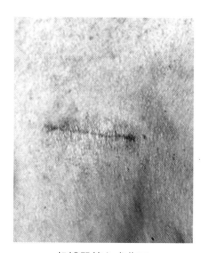

起搏器植入术伤口

79 植入起搏器是否会影响日常的生活

不会影响,注意体力活动要适量。患者植入心脏起搏器后,改善了心脏的泵血功能,可适当从事日常工作和家务活动。体育锻炼要量力而行,可以选择散步、慢跑、练气功、游泳等一般强度的活动。

80 植入起搏器的患者旅行时的注意事项有哪些

植入起搏器的患者可以乘坐任何交通工具去旅行,包括汽车、飞机、轮船、高速火车、磁悬浮列车等,但是乘坐飞机时常规安检的金属探测器会探测到您的起搏器,需要出示起搏器植入证明或起搏器植入卡,植入卡在国外也有效。外出旅行尽量随身携带起搏器植入卡,在临时需要时能尽快地向医护人员提供准确的信息,及时给予适当的治疗。

81 起搏器植入术后患者是否有饮食方面的限制

植入起搏器本身不受饮食的影响。

82 起搏器植入术后患者是否可以洗澡或洗桑拿浴

洗桑拿或热水浴原则上对起搏器没有影响,但如有严重的原发性心脏病(如严重的冠心病、没有控制的高血压等),水温过高可能对您不利,请您征求相关医生的建议。

83 起搏器是否对生育有影响

通常起搏器本身对生育并无影响。但植入起搏器的患者可能同时合并其他疾病,如心力衰竭等。这些情况是否符合生育条件,需咨询医师。

84 起搏器植入术后患者可以做何种运动

患者植入心脏起搏器后,改善了心脏的泵血功能,可适当从事日常工作和家务活动。体育锻炼要量力而行,可以选择散步、慢跑、练气功、游泳等一般强度的活动。

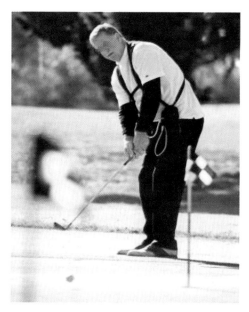

起搏器植入术后患者参加体育运动

85 起搏器植入术后患者是否还需要服用药物

起搏器本身不需要服用任何药物。但植入了起搏器的患者同样可发生心绞痛、心力衰竭、心肌梗死、高血压等。因此,患者不能麻痹大意,仍需按时服用治疗冠心病、高血压、心律失常的药物。

86 患者感觉伤口处疼痛或刺痛,应该怎么办

伤口处的疼痛大多数为正常伤口愈合、瘢痕形成时的反应,不需要特殊治疗。如疼痛剧烈,则应及时就诊,请医生判断有无其他异常。

87 患者感觉伤口处胸壁肌肉抽动,应该怎么办

应及时到医院就诊,测试起搏器,必要时调整参数。

88　患者感觉明显的心脏跳动感，应该怎么办

有不适症状时，最好先到最近的医院做心电图；然后及时到医院就诊，测试起搏器，必要时调整参数。

89　患者感觉心动过速，出现心悸不适时，应该怎么办

有不适症状时，最好先到最近的医院做心电图（ECG）；然后及时到医院就诊，进行相关检查，如动态心电图（Holter）、起搏器测试等，根据情况进行相应治疗。

90　植入起搏器的患者怎样判断起搏器是否工作

患者主要可以通过自行测定脉搏或者听心跳，了解起搏器情况。如果出现脉搏低于 60 次 /min，可能提示起搏器工作有问题，需要到医院就诊测试。

91　电子血压计测心率是否准确

大多数情况，电子血压计测试心率是准确的，但如果发生明显的心律失常，例如频发的早搏、心房颤动等，这时测得的心率就不会准确了。

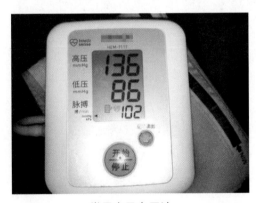

常用电子血压计

92　电子防盗系统是否会对起搏器有影响

在通过超市、商店、图书馆等安装有电子防盗装置的防盗门时，按正常速度通过绝大多数都不会对起搏器有影响，请不要在门口停留或倚靠在安全门上。

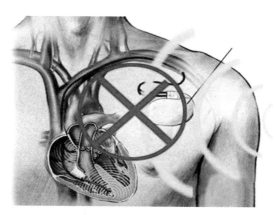

电子防盗系统对起搏器的影响

93　医疗设备是否会对起搏器有影响

一般诊断用的 X 射线对起搏器不会产生影响，做 CT 检查也是安全的。但是治疗用的高能量 X 射线，如直线加速器和电子回旋加速器，能对起搏器产生一定程度的损坏。用于深部肿瘤治疗的 γ 射线，只要照射部位不在起搏器附近，一般不会对起搏器造成损害。由于磁共振成像仪能发放强大的恒定磁场和较大的逸散磁场，同时还有功率较大的射频磁场和梯度磁场，能影响起搏器的工作状态，禁止起搏器患者做磁共振检查（MRI）。物理疗法中的紫外线和红外线一般不会影响起搏器，按摩器如不直接放在起搏器上一般也不会影响起搏器，但应避免进行短波及超声透热理疗。安置起搏器的患者在外科手术时应避免使用电凝手术刀。

94 植入起搏器的患者是否可以做磁共振检查

大多数植入不具备磁共振兼容功能起搏器的患者都不能接受磁共振检查。但近几年新上市使用的磁共振兼容起搏器，由于设计方法的改变，可以进行特定磁场强度的磁共振检查。检查前应咨询起搏器植入医生，事先对起搏器进行必要的测试与程控；检查时严密监测心率情况，完成后再次程控起搏器，恢复检查前的参数与状态。

95 哪些患者适合用磁共振兼容起搏装置

对于同时合并脑血管疾病、骨关节疾病以及肿瘤等，预计未来可能需要做心脏磁共振检查的患者，建议安装磁共振兼容起搏器。

96 植入的器械是磁共振兼容的，就能够随意去做磁共振检查吗

首先，目前磁共振兼容起搏器包括兼容 1.5T 和 3.0T 两类，需要根据起搏器的兼容的磁共振类型不同，选择相应的磁共振检查。其次，在进行磁共振检查前后需要对起搏器进行程控，建议在起搏器专家指导下进行。

97 植入的磁共振兼容器械，在接受磁共振检查前后需注意什么

接受磁共振检查前后，需要对器械进行程控。

98 为什么起搏器可以兼容磁共振检查

传统的心脏起搏器采用了大量磁性元件，患者植入起搏器后进行磁共振检查时，在强大的磁场下不仅会导致起搏器工作程序紊乱，起搏功能受损，而且会损伤心肌，严重的将危及患者生命健康。磁共振兼容起搏

在工艺上进行了改进,磁共振检查不会造成起搏器功能异常或者患者身体损伤。

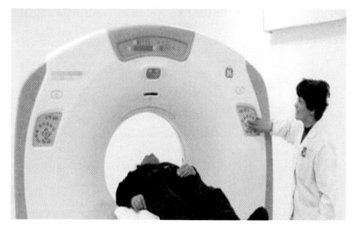

植入磁共振兼容起搏器患者进行磁共振检查

99 植入起搏器的患者是否可以使用移动电话

现代起搏器已经具有抗手机干扰功能,植入起搏器的患者可以使用。但仍应尽量避免手机靠近起搏器,拨打手机时最好使用对侧手,并使手机与起搏器的距离保持在 15cm 以上。

100 植入起搏器的患者是否可以乘坐高铁和飞机

可以乘坐火车、飞机,机场安全检查仪器对起搏器没有影响,但起搏器能触动金属探测报警器,应事先向安检人员说明并出示起搏器 ID 卡。

101 植入起搏器的患者是否可以驾驶汽车

可以开车。如果开车,避免安全带撞击或压迫起搏器,可垫一个垫子以分散压力。

102　植入起搏器的患者需要注意的设备或场所

避开产生很大电力或磁场的场所。不要靠近工业用电磁感应炉、磁铁、大型电机、电弧焊接设备、雷达天线与广播电视发射站的限制区域高压设备与电力传输场所、发电站限制区等场所。

103　植入起搏器的患者应该远离的环境

植入心脏起搏器后在生活中要远离电磁干扰（electromagnetic interference，EMI）环境。例如，电气设备处于工作不佳状态或没有正确接地；工业发电机、电弧焊机或电阻焊机；磁铁、大型加热器和无线电广播发射机；医疗方面包括磁共振成像（MRI）设备、放射疗法（如癌症放射治疗）和经皮电神经刺激（TENS），以及商店和机场使用的金属探测器和安保系统。

植入起搏器的患者禁止靠近图标

104　起搏器受到干扰时会有什么症状，应该怎么办

若起搏器受到干扰不能正常工作，可能会出现心悸、头晕、乏力甚至晕厥，出现起搏器植入前的症状；若脱离干扰症状仍然存在，请及时到医院复诊。

105 植入起搏器的患者出院后是否有必要定期检测

起搏器植入后应该按照医生要求进行定期随访。如果出现异常情况、意外碰撞后，需要及时就诊。检测的主要目的是评估起搏器的工作状况，调整起搏参数优化起搏方案，评估起搏器电池状况，保证起搏器安全、有效地工作。

106 出院后不能定期复查起搏器的潜在危害有哪些

出院后不能定期复查起搏器的潜在危害在于无法了解起搏器的功能是否正常，尤其是在服用影响心率的药物时如果起搏器工作不正常，可能会导致心脏停搏；另外，不定期检查，如起搏器工作状态不符合患者生理状况，可能会出现不必要的心脏起搏情况，一方面起搏器耗电多，另一方面甚至会促进心力衰竭的发生。此外，电池耗竭了不能及时发现，会带来严重后果。

107 起搏器程控是如何进行的

程控仪由"主机"和"程控探头"构成。只需要将程控探头放在起搏器的上方，就可以遥感读取起搏器的参数并进行程控了。不同的起搏器厂家有各自不同的程控仪和软件程序，因此程控起搏器时需要选择对应的程控仪才能读取参数和程控。程控探头读取到的信息体现在屏幕上，大概有以下几个方面的内容：型号和工作模式、剩余电量及预计使用寿命、近期工作情况以及报警事件等。

起搏器程控的基本内容有哪些呢？首先是程控电极的感知、起搏情况，确认电极工作正常；其次是调阅心律报警事件，根据起搏器报警的心律事件进行分析，是否需要调整药物，是否需要调整起搏器的参数和工作模式；最后将起搏器程控的内容打印留存，以备下次程控时进行对比。

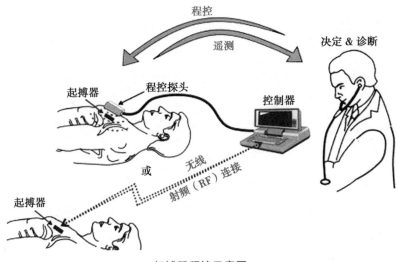

起搏器程控示意图

108 复查起搏器时需要做哪些检查

复查起搏器时最主要的是起搏器测试和程控。根据患者情况，还可能需要做心电图、动态心电图和胸部 X 线片、超声心动图检查以及抽血化验等。

患者基本信息	**Patient Data**	
患者姓名	Patient Name	
患者病案号	Patient ID	
植入日期	Implant Date	20 Feb 2011

电池状态	**Battery**	
电池电压	Voltage: 2.80V	
剩余寿命		Remaining Longevity: >10 years
电池耗尽电压、磁频率与电池阴抗	ERI(2,5V) Magnet Rate 98,5 min⁻¹	Impedance <1 kΩ

电池耗尽电压、磁频率
与电池阴抗 .... ERI(2,5V)
Magnet Rate
98,5 min⁻¹

Impedance
<1 kΩ

基本参数 .... **Current Parameters**

基本参数	Current Parameters		
起搏模式	Mode	DDD	
起搏频率	Base Rate	60 min⁻¹	
最大跟踪频率	Max Track Rate	110 min⁻¹	
起搏/感知AV间期	Paced/Sensed AV Delay	100/70 ms	

		<u>A</u>	<u>V</u>
起搏输出电压	Pulse Amplitude(V)	1,50	2,25
起搏输出脉宽	Pulse Width(ms)	0,4	0,4
感知灵敏度	Sensitivity(mV)	1,0	2,0

起搏器测试报告示意图

109 复查时为什么需要进行心电图和动态心电图检查

进行心电图（ECG）和动态心电图（Holter）检查的主要目的包括：了解起搏器感知、起搏功能有无异常；了解大致起搏百分比和自身心率情况；了解有无心律失常发作，必要时调整药物治疗。

110 定期复查起搏器的时间间隔是多久

出院后随访周期一般为起搏器新植入后 1~3 个月，以后可以根据情况每半年至 1 年随访；起搏器使用后期即接近担保年限或以后须加强随访，每 1~3 个月随访一次，及时更换起搏器，避免紧急更换或因起搏器电池耗竭而发生意外。

111 什么是起搏器识别卡

起搏器识别卡是起搏器植入后医院会将相关材料（包括患者姓名、性别、植入器械的品牌和型号，以及植入医院和手术医生姓名）等反馈到起搏器厂家，随后由厂家核实后发卡到医院，再交给患者。卡上面有起搏器的序列号和个人信息，其中起搏器的序列号码是全球唯一的。起搏器识别卡同时也是起搏器质保的重要凭证，建议每次起搏器程控随访以及远途旅行时均随身携带。

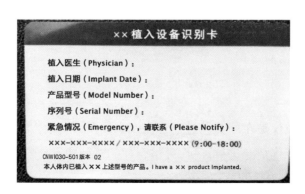

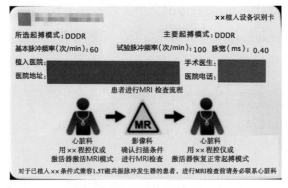

×× Medical Device Identification

姓名（Patient's Name）：

国家/省份（Country/Province）：

城市（City）：

联系方式（Phone）：

植入医院（Hospital）：

地址（Address）：

美敦力厂家起搏器识别卡

××植入设备识别卡

所选起搏模式：DDDR   主要起搏模式：DDDR

基本脉冲频率（次/min）：60   试验脉冲频率（次/min）：100 脉宽（ms）：0.40

植入医院：   手术医生：

医院地址：   医院电话：

患者进行MRI检查流程

心脏科   影像科   心脏科

用××程控仪或   确认扫描条件   用××程控仪或

激活器激活MRI模式 进行MRI检查   激活器恢复正常起搏模式

对于已植入××条件式兼容1.5T磁共振脉冲发生器的患者，进行MRI检查前请务必联系心脏科

雅培（圣犹达）厂家起搏器识别卡

112 起搏器担保期的实际意义是什么

起搏器识别卡上注明的担保期不是真正起搏器的使用期限，而是保证起搏器在未到该期限电池电量就耗竭时，厂家会免费更换一个同等档次的起搏器。

113 什么是起搏器程控仪

起搏器程控仪是在外部通过把程控探头放在脉冲发生器上面，对患者体内的起搏系统工作情况进行评价，并结合存储在脉冲发生器内的诊断参数进行分析，从而进行参数调整。

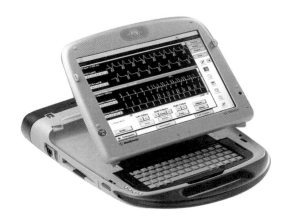

起搏器程控仪

114　起搏器程控仪能做些什么

起搏器程控仪的功能主要有两个方面：一是通过参数测试，了解起搏器的功能是否正常；二是针对患者的具体情况，对参数进行调整，以使起搏器工作更加符合患者的生理状况和需要，并减少不必要的起搏器工作，延长起搏器电池寿命。

115　什么是远程随访

远程随访包括远程询问（remote interrogation，RI）和远程监测（remote monitoring，RM）两个方面内容。RI 是指远程设备定期进行的模拟患者本人至诊室随访（in-person evaluation，IPE）过程的检查，RI 所检查的项目即 IPE 时医务团队进行检查的内容，包括但不限于起搏阈值、感知和阻抗等。有些早期的器械不具备自动阈值测定功能，这些器械的阈值测定就只能通过 IPE 完成。RM 则是指远程设备自动收集与传输关于器械功能或临床事件的信息，这些信息主要包括监测到的器械功能异常与心律失常事件等。RI 与 RM 收集的信息各有侧重，前者主要检测器械参数是否正常，后者更侧重对器械工作状态和临床事件的连续监测，两者互为补充。

116 起搏器远程监测功能的好处有哪些

起搏器 RM 功能的主要好处为：不需患者到医院，就可以了解起搏器的起搏感知功能，及时发现起搏导线的完整性；同时，对患者包括心房颤动 / 心力衰竭状况等重要临床问题进行监测与干预。目前，已经有临床研究证实了 RM 可以协助早期发现起搏器故障，降低患者的死亡率，改善预后。

117 远程随访系统如何工作

目前有两种推荐方案：一种方案是在术后首次常规 IPE 时开启 RI 和 RM 功能；另一种方案是术后出院前开启，患者回家后 RI 和 RM 功能即开始工作，术后首次 IPE 时便能确认数据传输是否正常。启动远程随访管理时，需确保植入器械与移动信息收发器匹配良好，并具有准确、及时的信息传输功能，确保临床医生和随访专员能在第一时间知晓预警事件、不良事件和信息汇总记录。

118 哪些患者建议选择带有远程随访功能的起搏装置

以往起搏器植入后随访常规首选推荐诊室随访，远程随访只是作为随访的辅助手段。随着远程随访技术的发展，其安全性和有效性得到大量临床试验证据的支持。除了植入术后早期（2~12 周）、警报事件触发以及每年 1 次的常规诊室随访外，远程随访可作为所有植入起搏器患者的标准随访管理策略。远程随访对于植入 ICD/CRT-D 的患者可带来更多获益，临床证据亦更为充分，所以强烈推荐用于 ICD/CRT-D 的患者。对于普通起搏器，远程随访可简化术后管理策略，提高患者随访依从性，同时可发现部分无症状性心律失常事件（如心房颤动），亦具有重要意义。

119 远程随访系统可以传输哪些内容

远程随访的内容至少应包括电池状态、导线完整性与心律失常事件；若器械具有自动阈值检测功能,还应提供起搏输出阈值。此外,还应包括 ICD 治疗事件、心房高频事件及自动模式转换信息、心力衰竭预警信号等,并及时反馈。

120 现有的远程随访监测系统有哪些

德国百多力公司研发的家庭监测(home monitoring, HM)系统于 2001 年第 1 个被美国食品药品监督管理局(FDA)批准,之后美国美敦力公司的 CareLink network、美国波士顿科学公司的 Latitude Patient Management system 以及美国雅培公司的 Merlin.net 相继问世,均可实现远程随访功能。

121 远程随访监测系统是否耗电

远程随访功能本身无疑是增加器械耗电的,且与无线信号传输的频率呈正相关,但增加的电能损耗对器械的寿命总体影响不大。另外,远程随访可以在早期监测到增加耗电的其他事件,例如自动阈值检测失误导致起搏输出电压不恰当升高、频繁的 ICD 充电及 ICD 不恰当放电、快速房性或室性心律失常事件发生等,并提醒医生调整器械的相关参数或相应的药物治疗,从而有效减少这些事件对电池寿命的影响,抵消远程随访本身带来的耗电增加。

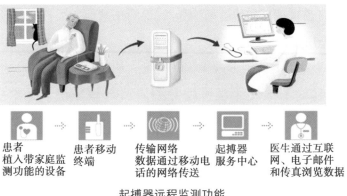

患者
植入带家庭监
测功能的设备 ··→ 患者移动
终端 ··→ 传输网络
数据通过移动电
话的网络传送 ··→ 起搏器
服务中心 ··→ 医生通过互联
网、电子邮件
和传真浏览数据

起搏器远程监测功能

122 起搏器电池耗竭时有哪些表现

起搏器电池耗竭时可出现起搏器工作不正常,表现为起搏频率下降、起搏方式改变(从双腔工作方式变为单腔工作),甚至发生起搏和感知功能不良。患者可出现植入起搏器前的症状,对于起搏器依赖的患者甚至发生晕厥。

123 起搏器电池耗竭后应该怎么办

起搏器电池耗竭一般有两种独立的状态:①择期更换指征(ERI):出现在电池电压降至制造商设定的水平时。处于此阶段的起搏器,在出现不稳定起搏或系统功能全面障碍前,一般仍能正常工作 3 个月左右,因此可择期手术。②耗竭期(EOL):这是电池耗竭的另一种状态,通常由于未及时随访,错过起搏器寿命中的 ERI,电池的电压会继续下降直至 EOL。此时,起搏器的功能变得不稳定且不可预知。如果识别出起搏系统已经进入 EOL,则为相对的医疗急症,患者应迅速入院,特别是起搏器依赖者,应尽可能早地行起搏器更换术。

124 起搏器突然停止工作的危害是什么

根据患者对起搏器的依赖程度,其危害有所不同。一般来说,起搏器停止工作时患者可出现植入起搏器前的症状,而对于起搏器依赖的患者严重时会发生晕厥甚至出现生命危险。

125 起搏器更换手术过程介绍及其与首次植入起搏器手术有何区别

起搏器更换通常较植入手术简单,但有时由于瘢痕须保护原导线等,局部并发症反而较多,特别是囊袋相关并发症。

126 起搏器更换手术的术前准备工作包括哪些

起搏器更换术前的准备工作包括：①确定前起搏器及导线类型，特别是导线接头是否和新起搏器匹配；②X 线检查，确定起搏器型号、大小，确定导线极性和完整性；③了解患者是否为起搏器依赖，必要时准备临时起搏；④血液方面检查，了解有无异常以及有无手术禁忌。

127 起搏器更换手术的并发症有哪些

起搏器更换手术时，如果单纯更换脉冲发生器，主要并发症包括囊袋肿胀、血肿、伤口愈合不良，严重者出现囊袋感染，甚至累及整个起搏系统；如果重新植入导线，则并发症与新植入的并发症基本相同，包括穿刺并发症、导线并发症（移位、穿孔等）及囊袋血肿、感染等。

128 起搏器更换手术是否一定要换导线

不一定。一般情况下，导线的寿命可以达到 20 年以上，更换起搏器时医生会根据参数测定的情况确定是否需要更换导线。

129 植入起搏器的患者术后仍有头晕、胸闷或乏力等症状，应该怎么办

应立即到医院检查起搏器，了解起搏器是否工作正常，如果起搏器参数完全正常，需排除其他引起头晕、胸闷或乏力的原因。

130 植入起搏器的患者术后出现晕倒症状，应该怎么办

应立即到医院检查起搏器，了解起搏器是否工作正常，如果起搏器参数完

全正常,需排除其他引起晕倒的原因,特别是脑源性晕厥。

131 如果感觉伤口局部持续疼痛、红肿甚至溃疡时,应该怎么办

应立刻到医院就诊,根据伤口情况酌情处理:抗生素治疗,局部清创,必要时需拔出整个起搏系统。

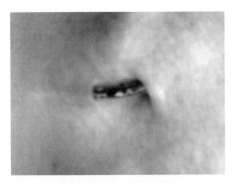

起搏器植入处伤口红肿和溃疡

132 如果出现起搏器系统感染,应该怎么办

从循证医学的角度,一旦出现起搏器系统相关感染,如果没有禁忌证,则需要经静脉拔除整个起搏系统,包括所有导线和脉冲发生器。

133 起搏器导线拔除技术及其风险是什么

起搏器导线拔除技术是指借助工具将导线整个拔出体外,手术风险较高,严重的包括:死亡;心肌撕裂或破裂需要开胸、心包穿刺、胸腔引流或外科修补;血管撕裂或破裂需要开胸、心包穿刺、胸腔引流或外科修补;肺栓塞需要外科手术;呼吸停止或麻醉相关的合并症导致住院时间延长;中风(卒中)等。

特殊人群的起搏治疗

134 什么是儿童心脏起搏治疗

儿童经静脉心内膜植入永久性心脏起搏器与成人相似，但有一定的特殊性，如儿童锁骨下静脉血管腔细小、胸壁皮下组织薄和仍处在生长发育阶段等。因此，植入方式、植入部位的选择与成人不同。通常选择体积较小的脉冲发生器和较细的导线，大多数选用单腔起搏器。儿童患者的导线大多通过外科开胸的方式缝置于心外膜表面，而脉冲发生器通常埋置于腹部左侧肋骨下方，手术过程中需要全身麻醉。心内膜导线植入时需注意儿童的心脏结构和生长发育的特点。当孩子长到14~18岁时，其手术方式与成人相似。

135 什么是血管迷走性晕厥患者的起搏治疗

血管迷走性晕厥在临床很常见，通常发生于健康人群中，其发生机制是神经心脏反射和自主神经系统功能失调，外周血管张力降低引起低血压，心脏起搏传导系统受抑制引起心动过缓，从而导致短暂的意识丧失。频繁发生晕厥将严重影响生活质量甚至威胁生命，对于那些反复发作、有严重心脏抑制（心脏抑制型）、多种治疗无效的病例可以植入心脏起搏器。起搏模式目前以具有频率骤降适应功能的双腔起搏模式最为理想。

136 什么是肥厚型心肌病患者的起搏治疗

肥厚型心肌病是一种临床常见的遗传性心肌病，其中梗阻性肥厚型心肌病是以室间隔高度肥厚向左心室腔内突出，收缩时引起左室流出道梗阻，从而引起相应临床症状。双腔起搏器由于心房和心室都放置了起搏导线，保证房室顺序起搏，此外，通过缩短房室间期，保证右心室提前起搏以减轻梗阻性肥厚型心肌病二尖瓣前叶的收缩期前向运动（SAM）现象，继而减少流出道梗阻。其中可能涉及的机制包括：第一，右室心尖部起搏改变了心室激动顺序，造成心室收缩不同步；第二，心尖部起搏后的"负性肌力作用"；第三，改变了二尖瓣前叶的运动。此外，经过长期的起搏器治疗可能对左心室重构有一定作用，可一定程度上减轻左心室肥厚如室间隔肥厚等。在临床研究中发现，经过长期起搏器治疗，当停止心脏起搏后，左室流出道压差的下降仍持续不变，由此可见起搏器治疗除了通过提前夺获心室肌直接减轻流出道梗阻外，还有一定的逆转左心室重塑的作用。因此，起搏器治疗可减轻梗阻性肥厚型心肌病的左室流出道压力阶差，并改善临床症状。

对于合并猝死高危因素［晕厥史、非持续性室性心动过速、严重的左心室壁肥厚（>30mm）、左室流出道梗阻（压差 >50mmHg）以及运动后血压降低］的梗阻性肥厚型心肌病来说，应建议植入带有心脏除颤功能的双腔起搏器。

137 什么是心脏外科手术或射频消融术后导致三度房室传导阻滞的起搏治疗

心脏外科手术（如瓣膜置换手术或肥厚心肌切除术等）过程中，手术钝器易损伤房室结组织；射频消融术治疗阵发性心动过速时，消融导管头端通过高频电流能量造成局部心肌坏死。上述两种情况可造成房室结永久性损伤，造成房室传导阻滞，既可发生于早期手术过程中，也可发生于手术后 2~3 个月，根据房室结损伤程度，可分为一度、二度和三度房室传导阻滞。此外，梗阻性肥厚型心肌病的化学消融以及经导管主动脉置换术（TAVR）亦可导致房室传导阻滞。一般认为，手术或射频能量损伤局部心肌组织极少能自行恢复，如果出现严重房室传导阻滞，则只能通过心脏起搏器来治疗。

138 急性心肌梗死患者合并心动过缓时是否需要起搏治疗

急性心肌梗死合并心动过缓最常见的是窦性心动过缓及房室传导阻滞，主要是由于发病后数小时内发生的自主神经功能紊乱，以及窦房结的急性缺血,可引起窦性心动过缓。病变累及房室结、希氏束及室内传导束,可发生不同程度、不同部位的房室传导阻滞,并出现结性或室性逸搏性心动过缓。心动过缓可诱发快速性室性心律失常,如室性早搏、室性心动过速、心室颤动以及心室停搏而威胁生命,而且即使急性心肌梗死当时抢救成活,如果心动过缓持续存在,也将会使患者心功能下降,预后极为不良。对于大多数度过危险期并且能够存活的急性心肌梗死患者来说,心动过缓多为一过性的,可通过药物和临时起搏器进行过渡治疗;而对于少部分急性心肌梗死患者来说,心动过缓可发展为永久性,若合并心动过缓相关症状,应建议其植入心脏起搏器。

139　什么是妊娠期及哺乳期患者的起搏治疗

妊娠期妇女心动过缓比较少见,如无症状,可不治疗。如合并严重心动过缓且有相应症状,则建议在妊娠的早期和中期均可植入心脏起搏器。在手术过程中,需用铅衣阻隔射线从而保护胎儿,操作时手法尽量轻柔,同时要减少起搏导线调整,尽量缩短植入心脏起搏器用时和 X 线透视时间。此外,经食管超声心动图可用于指导起搏器导线的放置。如在产程末期出现严重心动过缓,可在临时起搏器保驾下完成胎儿的娩出,择期植入永久性心脏起搏器。值得注意的是,围生期监测和产前检查是非常重要的,应做到早预防、早诊断、早治疗、早护理,积极治疗原发病,最大限度地减少心动过缓的诱发因素。哺乳期患者植入起搏器手术过程与一般患者相同,在术后 3~5 天即可恢复哺乳。

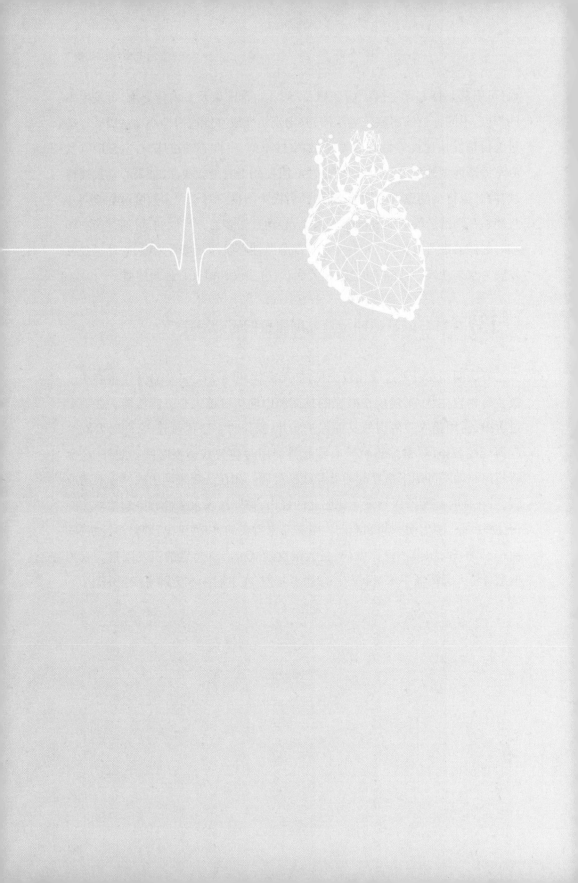

第四部分

植入型心律转复除颤器预防心脏性猝死的基础知识

心脏性猝死的基础知识

140　什么是心脏性猝死

心脏性猝死指的是全身血液循环骤然停止导致的死亡,多由室性心动过速蜕变为心室颤动引起。心室颤动时,心肌协调收缩功能丧失,心脏不能将血液有效射出,全身血液循环处于停滞状态,如不能及时终止,全身各脏器可因缺血、缺氧导致功能障碍,短时间内引起死亡。

141　发生心脏性猝死前有哪些症状

（1）头晕、黑矇（眼前发黑）。

（2）心慌、胸闷持续不缓解。

（3）晕厥倒地、意识丧失,可伴有摔伤。

142　谁会有心脏性猝死危险

（1）既往发生过室性心动过速、心室颤动的幸存者。

（2）不明原因晕厥的患者。

（3）心肌梗死后心脏扩大,心脏收缩功能下降,超声心动图提示射血分数低于 35% 的患者。

（4）直系亲属中发生过猝死或发现有遗传性心律失常者。

143　心脏性猝死的幸存者能否有侥幸心理

不可以,因为恶性心律失常的复发率高,心脏性猝死的幸存者是猝死的高危人群,应更加警惕。

144 怎样预防心脏性猝死

在药物治疗的基础上,植入心律转复除颤器能及时识别和终止恶性室性心律失常,减少猝死发生。

植入型心律转复除颤器的基本知识

145 什么是植入型心律转复除颤器（ICD）

通常植入型心律转复除颤器（implantable cardioverter defibrillator, ICD）是指经静脉ICD（transvenous ICD），又称TV-ICD。TV-ICD通过静脉植入导线，并将具有监测及治疗功能的脉冲发生器与导线相连埋置于胸部皮下。该设备可以实时监测心脏节律，通过快速起搏、低能量转复或高能量电击等治疗方式及时终止由于持续性室性心动过速或心室颤动等引起黑矇、晕厥症状的恶性室性心律失常，同时还具备普通起搏器的抗心动过缓功能。另一种类型的ICD为全皮下ICD（subcutaneous ICD），又称S-ICD（详见159问）。

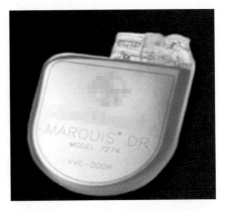

ICD 脉冲发生器

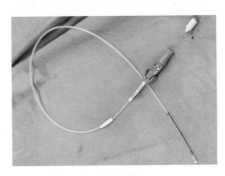

ICD 导线

146 ICD 是怎样工作的

　　ICD 系统自带一个微处理器,相当于一台小型计算机,可通过一定的程序识别心律失常并将其分类。除了具有针对缓慢性心律失常的心率支持功能外,还可治疗快速性心律失常。对于频率较慢且症状不明显的室性心动过速,一般通过快速起搏、低能量转复方式终止;对于难以终止的室性心动过速或心室颤动等可严重影响心脏有效射血的恶性心律失常,ICD 通过心内高能量除颤的方式将其终止。

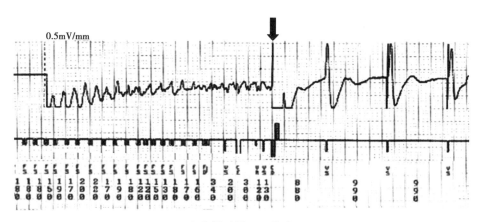

心室颤动被 ICD 终止

ICD 及时识别并给予除颤治疗(黑色箭头处),且治疗成功。

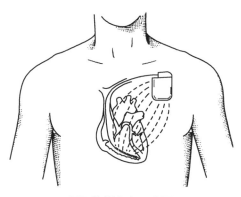

ICD 除颤方向示意图

ICD 高压电容器在瞬间释放能量,在 ICD 机壳与除颤电极之间产生强大的电场,使心肌细胞除极,从而纠正心室颤动、恢复正常心脏节律。

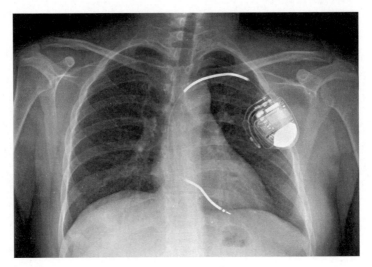

ICD 术后 X 线片

147 ICD 与药物治疗相比的优点是什么

多数抗心律失常药物控制心律失常复发的能力有限且有较多不良反应，患者难以长期耐受，而且减少死亡率效果远不如 ICD。相比而言，ICD 可有效终止 98% 以上的持续性室性心动过速或心室颤动，经静脉植入过程相对简单、并发症少，且长期使用无难以耐受的不良反应。

148 ICD 治疗心脏性猝死效果如何

心脏性猝死的主要原因是心室颤动，电除颤是终止心室颤动最有效的方法。体外电除颤已有近百年的历史，ICD 于 20 世纪 80 年代初创制，除颤导线埋植于体内，能及时终止监测到的心室颤动。大规模前瞻性随机对照临床试验已经证实，ICD 可有效预防猝死的发生，显著降低恶性心律失常高危人群的死亡率。

149 什么样的人需要 ICD 治疗

目前我国及国际专家一致推荐出现下列情况时应积极植入 ICD 治疗,其中二级预防适应证包括:①非可逆性原因引起的心室颤动或血流动力学不稳定的持续性室性心动过速导致的心脏骤停幸存者;②伴有器质性心脏病的自发性持续性室性心动过速,无论血流动力学稳定或者不稳定;③不明原因的晕厥,但心脏电生理检查能够诱发出临床相关的、具有明显血流动力学障碍的持续性室性心动过速或者心室颤动;④心肌梗死 48 小时后发生的非可逆性原因导致的心室颤动或血流动力学不稳定的室性心动过速患者,以及血流动力学稳定的持续性单形性室性心动过速患者;⑤心肌梗死 48 小时后不明原因的晕厥,电生理检查能够诱发出持续性单形性室性心动过速患者;⑥非缺血性心脏病,出现非可逆原因的室性心动过速/心室颤动导致心脏骤停或血流动力学不稳定的持续性室性心动过速患者,以及血流动力学稳定的持续性单形性室性心动过速患者;⑦各种离子通道疾病,如出现过心脏骤停或持续性室性心动过速,排除可逆原因,或药物(如 β 受体阻滞剂)治疗无效、无法耐受者;⑧长 QT 间期综合征在应用 β 受体阻滞剂情况下仍出现晕厥或室性心动过速;⑨短 QT 间期综合征患者,发生过持续性室性心动过速或者心脏骤停;⑩自发 I 型 Brugada 综合征患者,出现心脏骤停、持续性室性心动过速,或近期发生疑为室性心律失常导致的晕厥;⑪儿茶酚胺敏感性多形性室性心动过速综合征患者,应用 β 受体阻滞剂后仍出现晕厥和/或记录到的持续性室性心动过速;⑫早期复极患者发生持续性室性心动过速、心室颤动或者心脏骤停;⑬致心律失常性右室心肌病患者,心脏骤停复苏成功后或出现过持续性室性心动过速。

一级预防适应证包括:①心肌梗死 40 天后及血运重建 90 天后,经优化药物治疗后纽约心脏病协会(NYHA)心功能 Ⅱ 级或 Ⅲ 级,左心室射血分数(LVEF)≤35%;或者 NYHA 心功能 Ⅰ 级,LVEF≤30%。②陈旧性心肌梗死伴非持续性室性心动过速,LVEF≤30%,电生理检查可诱发心室颤动或者持续性室性心动过速。③非缺血性扩张型心肌病患者,经优化药物治疗 3~6

个月后 NYHA 心功能 Ⅱ 级或 Ⅲ 级，LVEF≤35%。④致心律失常性右室心肌病患者同时合并心功能不全［右心室射血分数（RVEF）或 LVEF≤35%］。⑤LVEF≤35% 的心脏结节病患者。

150 ICD 治疗时患者有什么感觉，该怎么办

快速起搏治疗时可出现心脏搏动快速、有力的感觉；低能量转复治疗可出现心脏被重击的感觉；高能量除颤时可有电击、胸痛、心慌的感觉，甚至有些患者描述仰卧位时被电击后弹起。

这些感觉都是由于 ICD 终止心动过速时，富余的能量刺激毗邻的神经或肌肉引起，都是暂时的，不会留有后遗症，不需要过度担心。但鉴于出现上述感觉通常提示有心动过速发作，为了明确诱发心动过速的原因并防范其再次发作，建议您立即就医并进行相关检查。

151 ICD 会给患者带来哪些获益

可预防黑矇、晕厥等症状的发生，这些症状常由室性心动过速或心室颤动导致，与猝死相关，可被看作猝死的前兆，如果不能及时治疗，患者可能会发生猝死。此外，持续性室性心动过速、心室颤动复发率高，目前的抗心律失常药物不能完全防止其复发，因而药物治疗不能保证患者免于发生猝死。植入的 ICD 可持续监测患者的心率，一旦发现室性心动过速、心室颤动这些致命性心律失常，在早期甚至症状出现前便可及时、有效地治疗和终止这些致命性心律失常，使患者免于发生猝死。此外，抗心律失常药物长期服用多有难以耐受的不良反应，患者难以坚持，因而药物治疗的效果大打折扣，而 ICD 不会引起这些药物相关的不良反应。

TV-ICD 植入的基础知识

152 经静脉 ICD（TV-ICD）植入手术的基础知识包括哪些

目前几乎所有 TV-ICD 系统均经非开胸方式植入，将具有监测及发放电击治疗功能的导线通过外周静脉（锁骨下静脉、腋静脉或头静脉）送达心脏，导线头端与心肌相接触，导线尾端与微型除颤器相连。微型除颤器通过皮肤切口埋置于皮下，最终使得整个除颤系统完整地封闭在体内。TV-ICD 的植入需在设备齐全的导管室由电生理专业医生完成。植入后需对设备进行测试，根据患者病情设置部分参数，确保 ICD 及时、有效地发现并治疗恶性心律失常。

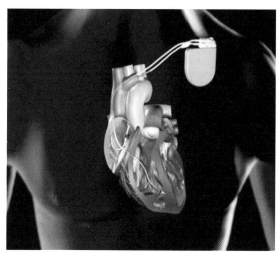

ICD 植入示意图

153 TV-ICD 植入手术过程如何

一般 TV-ICD 植入手术仅需局部麻醉，患者可清晰了解手术的全过程。手术要求严格无菌操作，医生通过穿刺外周静脉将导线送达心脏，导线的安置需在 X 线透视下完成,随后将导线尾端与微型除颤器相连。微型除颤器需通过 6~10cm 的皮肤切口插入皮下囊袋中,最终缝合皮肤切口,使得整个 ICD 系统完全封闭在体内。

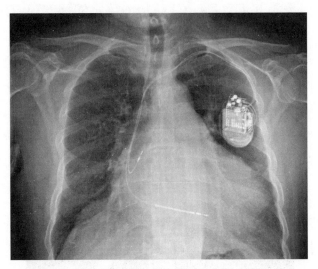

双腔 ICD 植入后胸部 X 线片

154 TV-ICD 植入方法包括哪些

（1）非开胸途径:常规途径。将具有除颤功能的导线通过静脉送达心脏,导线头端与心肌相接触,导线尾端与微型除颤器相连,微型除颤器通过皮肤切口埋置于皮下。

（2）开胸植入心外膜导线:较少采用。进行其他心脏外科手术时,可同时植入心外膜除颤与感知导线。

155 TV-ICD 植入术前有哪些准备工作

（1）保证充足睡眠,良好的精神状态。

（2）因术后需卧床,术前应练习使用便器在床上解大小便。

（3）手术当天及术后应予高纤维、易消化的清淡饮食,避免高蛋白、易产气食物,如鸡蛋、牛奶、豆制品、生冷食物等,以免术后卧床期间胃肠蠕动减慢引起腹胀、腹痛等不适;保持大便通畅,避免术后用力排便引起导线移位;术前可正常进食,但是如术中需诱发心室颤动进行除颤阈值测试,则术前12小时需要禁食水,以防除颤阈值测试时发生窒息。

(4)植入留置针,保持静脉通道通畅,术前0.5~1小时应用抗生素预防感染。为防止术后手术切口及囊袋出血、血肿,病情允许时建议术前停用阿司匹林等抗血小板药物,若应用华法林抗凝,需INR<2.0,如应用新型口服抗凝药抗凝,建议术前24小时停用新型口服抗凝药。

156 TV-ICD 植入术当天需要做什么

(1)术中无须诱发心室颤动测试除颤阈值者术前常规进食;需要诱发心室颤动者术前禁食水。

(2)术前0.5~1小时输注抗生素预防感染。

(3)调整情绪,静待手术。

(4)术中配合医生,保持体位不变,如有不适,及时跟术者沟通。

(5)术后平卧6~12小时,继续应用抗生素,持续心电监测,家属协助观察手术伤口有无渗血,如有不适,及时告知医护人员。

157 TV-ICD 植入术中会有哪些感受

(1)切口、牵扯麻醉效果欠佳的部位可出现疼痛。

(2)分离皮肤与肌肉组织间隙,制作用于埋置ICD微型除颤器的囊袋时可能有牵拉感。

(3)术中需要诱发心室颤动测试ICD是否能及时、有效地除颤时,患者可有头晕、黑矇、心慌、胸闷以及被电击的感觉。

158 TV-ICD 植入风险包括哪些

手术操作会有一定的风险,由于个体解剖结构差异、心脏基础疾病不同,在常规手术操作过程中及术后可能出现一些不良反应。在导线植入过程中穿刺针可能刺破肺组织、误入其他血管、损伤局部神经,可导致胸闷、心慌、呼吸困难、局部活动受限的症状,恰当处理后可完全恢复,但严重者可能危及生命。手术中导线与心肌接触可诱发心律失常,导线还可能穿破心肌组织,严重者可发生死亡。导线头端发放的电流信号可引起邻近其他肌肉的收缩,最常见的是刺激膈肌引起呃逆,通过调整 ICD 的相关参数或手术调整导线的位置可终止此类异常的肌肉刺激。微型除颤器埋置部位可有出血、肿胀、破溃、感染等情况,经恰当的止血、抗感染治疗多可痊愈。ICD 的导线可发生断裂、表面绝缘层破裂,影响 ICD 正常工作,此时需植入新导线,恢复 ICD 系统的正常功能。ICD 植入相关的风险多有相应应对措施,规范的 ICD 植入操作可使风险进一步降低。ICD 有效终止恶性心律失常,显著降低猝死发生,且 ICD 的植入风险相对较小,不影响此类治疗方式的临床应用。

S-ICD 的基础知识

159 什么是全皮下植入型心律转复除颤器(S-ICD)

全皮下植入型心律转复除颤器(subcutaneous implantable cardioverter defibrillator, S-ICD)由脉冲发生器以及带除颤线圈的电极组成,其中脉冲发生器植入患者左胸侧腋下区域皮下,由囊袋向胸前区通过皮下隧道植入用于感知和除颤的电极,在胸前部呈直角走行,近端电极位于剑突,远端电极位于胸骨旁左侧。S-ICD 系统无需 X 线透视及静脉途径即可植入,减少了静脉导线相关并发症,安全性良好。S-ICD 具有与 TV-ICD 相同的除颤功能。

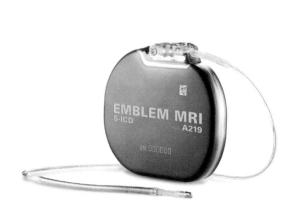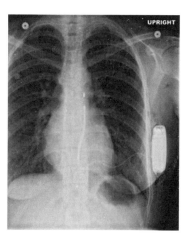

全皮下植入型心律转复除颤器(S-ICD)的器械和植入后的胸部 X 线片

160 相对于 TV-ICD,S-ICD 的优势有什么

S-ICD 在治疗致命性心律失常方面的疗效与 TV-ICD 相当。S-ICD 的植入过程不需要 X 线照射,无需血管穿刺,手术难度降低,时间缩短。不直接与血管、心脏接触,避免了血管和心脏损伤、心腔内感染等风险。克服了传统经静脉导线因故障需要拔除所面临的极高风险。S-ICD 系统一旦出现问题,重植

或移除都相对简单,风险较低,还可以保留外周静脉通路作后备之需。国外研究显示,S-ICD 在包括囊袋感染、导线故障等术后远期并发症方面也优于 TV-ICD。

161 哪些患者适合植入 S-ICD

对于具有 ICD 植入指征,而无起搏指征及心脏再同步化治疗适应证的患者,若血管通路不畅或感染风险高,应首选植入 S-ICD 治疗。对于符合 ICD 植入指征,无起搏指征及心脏再同步化治疗适应证的患者,尽管不存在血管通路不畅或感染风险,也可以考虑应用 S-ICD。此外,离子通道病、肥厚型心肌病患者以及年轻患者,装置感染或导线故障以及心内膜炎病史患者,肾功能不全、人工心脏瓣膜、因心力衰竭需要进行心脏性猝死一级预防的患者,都适合植入 S-ICD。

162 S-ICD 是怎么植入的

S-ICD 通常需要在静脉诱导麻醉下进行,术中将脉冲发生器植入左胸侧壁第 6 肋间水平的皮下囊袋中。另外,通常还要在胸骨上端左缘以及胸骨下端各做一个 2~3cm 的切口,使用特制工具将皮下电极导线植入胸壁皮下隧道,使电极的头端位于胸骨角水平,环状电极位于剑突水平,到位后缝扎固定,使电极导线尾端与脉冲发生器连接,并进行除颤阈值测试,如测试成功,则表明 S-ICD 植入成功。在充分止血后仔细缝合手术切口,植入手术就完成了。

163 S-ICD 的术前筛查是怎么回事

S-ICD 的术前筛查是为了确认 S-ICD 装置植入后能感知到合适的心脏电信号,以便更好地识别需要治疗的致命性心律失常。筛查需要术前进行,分为手动和自动两种方式,均通过特殊的体表心电图完成,筛查时需测试两个体位:仰卧位、站立位或坐位。如果测试结果符合要求,可以植入 S-ICD。

164　植入 S-ICD 后能使用多久

目前产品已经属于第三代 S-ICD，正常情况下使用寿命约为 7 年。同 TV-ICD 一样，电击治疗次数与 S-ICD 的使用寿命有关，频繁电击治疗可导致 S-ICD 使用寿命缩短。

165　S-ICD 植入后该注意什么

（1）术后伤口疼痛可能要持续相对较长的时间，特别是腋下的伤口，这是正常的，因为创面相对较大。如疼痛特别显著且难以忍受，可以考虑口服非甾体抗炎药对症治疗。

（2）注意伤口、囊袋的情况，如发生红肿、渗液或流脓，应及时就医，判断是否需要接受抗生素治疗或移除 S-ICD 装置。

（3）如出现晕厥，应及时就医，并评估 S-ICD 的工作状态是否正常。

（4）如感觉 S-ICD 发放电击治疗，应及时就医，明确 S-ICD 电击治疗的原因，并进一步评估原发病的进展情况。

（5）无任何不适的情况下，每 3~6 个月就诊一次，常规测试装置情况以及观察原发病进展情况。

（6）如需接受磁共振检查，请检查前确认您植入的 S-ICD 装置是否能够接受磁共振检查，以及对检查的部位和磁场有无特殊要求。磁共振检查前后均需要就医测试 S-ICD 的工作状况并适当调整参数。

ICD 植入后的基础知识

166 ICD 植入术后有哪些注意事项

（1）术后 3 个月内，手术侧上肢避免剧烈外展、抬高、提重物等活动，避免剧烈咳嗽、拍背，卧位时以平卧、向心脏同侧侧卧为宜，减少导线脱位风险。

（2）保持手术侧皮肤清洁、干燥，术后选择开身、柔软的棉质上衣，便于穿脱、利于吸汗。洗澡时勿用力揉搓植入 ICD 部位的皮肤，以免影响伤口愈合或造成局部感染。注意观察植入部位皮肤有无红肿、疼痛、长期不愈合、破溃。发现异常，及时就医。

（3）出院后如有头晕、黑矇、胸闷等症状，及时就医。

（4）规律服用医生指定的药物。

（5）定期就诊进行检查，出现头晕、黑矇、心慌、胸闷、ICD 电击感等不适，及时到医院就医。由专业人士对 ICD 进行程控，了解有无心律失常发生、ICD 发放治疗的情况，以及 ICD 装置各组成部分的功能状态。

（6）日常生活中应远离强电磁场区域或有电磁辐射的物品，例如不可在高压电站、无线电发射站附近逗留，在 ICD 植入对侧接听手机，保持手机与 ICD 脉冲发生器距离 15cm 以上。

（7）如需接受磁共振检查，请检查前确认您植入的 ICD 装置是否能够接受磁共振检查，以及对检查的部位和磁场有无特殊要求。磁共振检查前后均需要就医测试 ICD 的工作状况并适当调整参数。

167 多久需要随访

术后 3 个月必须到医院进行 ICD 门诊程控，以后可以每 3~6 个月进行一次门诊随访。如再次出现黑矇、晕厥、心慌等症状或自觉 ICD 放电治疗，立即到医院就诊。

168 门诊随访时会做哪些事情

（1）询问患者植入 ICD 后的全身状况、症状改善情况、心理状况、近期生活质量。

（2）询问患者近期心律失常发作情况，服用药物情况，近期有无头晕、黑矇、胸闷等症状；ICD 是否有放电治疗以及放电次数，ICD 放电治疗时患者的具体活动，电击治疗后心律失常是否终止。

（3）重点检查 ICD 植入部位皮肤，观察是否有红肿、破溃、感染迹象；脉冲发生器周围肌肉是否有不自主跳动；植入侧上肢、颈部是否有肿胀、静脉曲张、静脉血栓形成。

（4）行心电图（ECG）、动态心电图（Holter）检查，了解 ICD 起搏、感知功能。

（5）行胸部 X 线检查，了解心、肺情况，评价心功能状态，了解是否有导线移位、绝缘层破裂、导线断裂、导线与脉冲发生器连接异常、心肌穿孔等。

（6）检查 ICD 及导线的功能状态，了解 ICD 电池情况，了解 ICD 各项参数设置、记录到的心律失常事件及治疗情况。根据患者病情，合理调整部分参数设置，对 ICD 出现的故障进行识别、处理，电池接近耗竭时提醒患者增加随访次数，及时更换 ICD。

169 远程随访是怎么一回事

远程随访是将 ICD 中的信息按照预定时间（通常在夜间）通过无线网络或电话线传输至信息服务中心，信息经过处理后，医生可在互联网上查看患者的 ICD 工作情况，监测患者病情，及时调整治疗方案或通知患者门诊就诊。远程随访设备使用简便，患者一般只需打开开关，便可实现信息的传输。远程监测可了解患者两次随访之间的病情变化、设备运转情况，减少患者门诊随访次数。

170 何时能够恢复术前生活

患者植入 ICD 后 1 周拆线,之后可恢复一般活动,体育锻炼通常需 1~3 个月后恢复,3 个月以后基本可以恢复术前正常生活。

171 ICD 担保卡是什么

ICD 担保卡包括患者姓名、性别、植入器械的类型、型号及手术医生、所在医院等信息。患者应随时携带植入卡,外出或就医时及时出示,以便避免通过安检门、电子防盗门,避免接受金属探测器扫描,协助医生做出正确诊断、处理。

×× 植入设备识别卡

产品型号(Model)	序列号(S/N)	植入日期(Imp.Date)
D364VRM	PTD604527S	2014-08-27
主要模式:VVIR	频率(次/min):	
选定模式:VVIR	脉宽(ms):	
担保期:	4 年	(截止日期2018-08-26)
姓名(Name):		
性别(Gender):	男 (M)	
身份证号(ID#):		
担保卡号(Ref. No.): MDT1508959		

本人体内已植入××上述型号的产品。I have a ×× product implanted.

ICD 担保卡

172 植入 ICD 后是否影响性生活

植入 ICD 后,一般情况下不会影响患者的性生活。

173 性生活会诱发 ICD 治疗吗

性生活诱发 ICD 治疗的可能性较小。

174 植入 ICD 后应该避免哪些活动、远离哪些环境

植入 ICD 后应避免植入侧上肢剧烈运动,因其可能导致电极导线脱位、磨损以及肌肉电信号对 ICD 识别心电信号时的干扰。植入 ICD 后应远离电磁波辐射区域。

175 什么是电磁干扰(EMI)

电磁干扰(electromagnetic interference, EMI)是指任何在传导或在有电磁场伴随着电压、电流的作用而产生会降低某个装置、设备或系统的性能,或可能对生物或物质产生不良影响的电磁现象。一般说来 EMI 源分为两大类,即自然干扰源和人为干扰源。常见的人为干扰源包括各种能产生电磁波的电子元件。达到一定强度的外界电磁波影响 ICD 感知、起搏功能,导致心室快速起搏或心室起搏受抑制,以及 ICD 误放电或漏诊室性心动过速、心室颤动,造成严重的后果。强大的电磁场(如磁共振检查)亦可破坏 ICD 脉冲发生器的电子元件,导致导线头端产生电流,触发心律失常,或致导线头端过热损伤心肌,影响起搏阈值,甚至导致心肌穿孔。

176 哪些情况会引起 EMI

外界一定频率范围内的电磁波靠近 ICD 系统可能会出现 EMI,影响 ICD 准确识别、及时终止恶性心律失常的能力。日常生活中电子防盗装置、金属探测器、手机、内燃机打火装置等一般不会影响 ICD 的正常工作,但高压变电站、无线电发射站周围的电磁场以及医疗环境中磁共振检查、高频电刀、超声波体外碎石、射频消融、体外除颤、放射治疗等所产生的电磁场均可能影响 ICD 正常工作。

177 哪些电器可以安全使用

手机、微波炉、电冰箱、电视、电脑及接地良好的其他家用电器均可安全使用。

178 日常工作和生活中哪些活动会影响 ICD

植入侧上肢的剧烈运动、接近强磁场等活动可能影响 ICD 的正常工作。

179 如果接近 EMI 后该怎么办

接近 EMI 后不要惊慌,记录下接近的准确时间,是否有头晕、心慌、黑矇等不适症状,及时到门诊进行 ICD 程控,准确地告知医生所接近的 EMI 物品的种类、时间、接触时的不适症状等。

180 日常(超市)安检会影响 ICD 吗,航空安检会影响 ICD 吗

可能会。日常(超市)安检和航空安检时应出示 ICD 植入卡,避免通过安检门。如必须通过安检门或者无意中通过了安检门,只要是快速通过而且未感觉到任何不适,可以不用担心,因为安检门对 ICD 的影响是瞬时的,不会有后遗效应。

181 到医院或诊所时需要告诉医生植入 ICD 吗

需要。因为植入 ICD 的患者不可进行有些检查、治疗(如磁共振成像、体外超声碎石、射频消融、体外除颤、高频电刀、放射治疗等)或需采取一定保护措施。

182　打电话会影响 ICD 吗

普通座机、手机一般不会影响 ICD,但尽量避免 ICD 植入侧(距离 ICD 装置 15cm 内)接听电话。

183　如果我的家人植入 ICD,我该如何帮助他 / 她

(1)避免使患者情绪激动,对于植入的 ICD 不要过度紧张,按照医生的要求调整饮食、作息规律,乐观、从容地面对生活。

(2)叮嘱患者按时、足量服用药物。

(3)叮嘱患者如果遇到心脏不适症状,及时告知家人,并及时到医院检查。

184　ICD 植入患者的药物治疗包括哪些

ICD 植入者仍需坚持服用医生指定的药物,不可自行停药。抗心律失常药物或其他针对病因的药物可以减少恶性心律失常的发作频率,减少 ICD 放电治疗带来的不适,增加 ICD 治疗的成功率。未按时、足量服用药物可能导致恶性室性心律失常频繁发作、ICD 频繁发放治疗却不能终止心律失常的危险情况。

185　已经植入 ICD 为何还要接受药物治疗

ICD 仅可终止已经出现的恶性室性心律失常,而药物治疗可减少心律失常的发作次数,减少 ICD 放电治疗带来的不适,增加 ICD 治疗的成功率。

186　植入 ICD 后如何改善膳食和营养

低盐、低脂饮食,避免辛辣等过于刺激性的食物;营养均衡,保证蔬菜、水

果、蛋白质的摄入量,避免摄入大量肥腻食物。

187 植入 ICD 后影响日常锻炼和娱乐吗

ICD 植入后应避免剧烈体育运动,避免严重影响作息规律的娱乐活动,避免刺激性娱乐活动。

188 什么是心脏康复治疗

世界卫生组织对心脏康复锻炼的定义为:医务工作者及患者共同参与,尽可能采取一切有用的措施,确保患者达到最佳身体、精神及社会生活状态。

心脏康复的目的是:①调整患者的身心状态,满足出院后可自我管理、积极适应社会生活的需求;②预防疾病复发;③提高患者生活质量。

心脏康复锻炼的具体内容:适量运动,合理膳食,按时服药,养成良好的作息规律,调整心态,加强与医务人员的沟通、理解。

189 如果在体育锻炼时发生 ICD 放电该怎么办

终止体育活动,及时到能够进行 ICD 程控的医院就诊。

第五部分

慢性心力衰竭的起搏治疗

慢性心力衰竭的基础知识

190 什么是心力衰竭

心脏,简单来讲就是一个血泵,是循环系统的核心部分,起到向全身组织、器官泵血的作用。全身各部位的静脉血(低氧、高二氧化碳)经静脉系统回流到心脏,然后再由心脏将其泵入肺动脉,进入肺毛细血管进行气体交换,静脉血内过高的二氧化碳弥散到肺泡内,经呼吸排出体外,而肺泡内高浓度的氧则弥散到血液内,使血液变为富含氧气的动脉血,之后通过肺静脉回流入左心房和左心室。左心室收缩,将动脉血泵入主动脉,输送到全身各组织、器官,提供氧气和各种营养物质。

心力衰竭是由于各种疾病(如冠心病、扩张型心肌病等)导致心脏的泵血能力下降,不能输出足够的血液以满足全身各器官代谢需要的病症。同时,由于心脏泵血功能降低,血液回流受阻而淤积在全身各个脏器中,导致水肿、渗出等。心力衰竭是多种心脏疾病发展到晚期的表现,是一种渐进性的临床综合征。

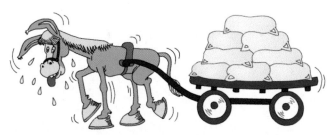

疲惫的毛驴就像心力衰竭患者的心脏,货物就像心力衰竭患者的身躯。可以看出,心力衰竭限制了患者日常生活能力

191 引起心力衰竭的常见疾病有哪些

(1)缺血性心脏病:冠心病(如心肌梗死)。

（2）结构性心脏病：心脏瓣膜疾病、先天性心脏病。

（3）原发性心肌病变：心肌致密化不全、扩张型心肌病、肥厚型心肌病。

（4）全身性疾病的心脏损害：高血压心脏病、甲状腺功能亢进性心脏病、心肌淀粉样变性、心肌糖原贮积症。

（5）其他特殊情况：酒精性心肌病、病毒性心肌炎、应激性心肌病、吸毒（如可卡因）相关的心肌疾病。

评价心脏功能有两个重要指标：一个是心脏大小，尤其是左室舒张末内径；另一个是射血功能，尤其是左心室射血分数（LVEF），在超声心动图报告中都会提及。上述疾病最终都会损害心脏的泵血功能，导致心脏扩大、心脏射血功能降低。一般正常男性左室舒张末内径 <55mm，女性 <50mm，LVEF 在 60% 左右；如果左室舒张末内径大于上述数值、LVEF<50%，即为心室功能降低。

192 心力衰竭有哪些症状

心力衰竭是各种心血管疾病发展的最后阶段，心力衰竭症状有很多，表现因人而异，甚至难以察觉。最典型的症状是劳力性呼吸困难，如在爬楼时气短、运动耐量下降；还有夜间阵发性呼吸困难，是指夜间睡觉的时候突然感觉憋气，有时需要坐起、咳嗽咳痰；还有一些患者表现为下肢水肿，晚上需要高枕卧位，身体疲乏、腹胀、吃不下饭、消化不良等。

193 心力衰竭有哪些体征

心力衰竭的体征包括且不限于双下肢水肿、颈静脉充盈、肺部啰音、心脏杂音、心尖搏动侧移或弥散等。

194 心力衰竭容易与哪些疾病混淆

心力衰竭的表现轻重取决于个人心脏功能状况，除了介绍过的类似气管炎、哮喘的呼吸道症状外，还有的症状类似胃肠炎，患者会出现食欲减退、腹胀、恶心、呕吐等症状,而这些症状很容易被患者忽视,去医院检查容易被误诊为慢性胃肠炎等消化道疾病。同时,心力衰竭患者由于心排血量降低,体循环淤血,故有效循环血量减少,肾血流不足,从而导致24小时总尿量减少,夜尿相对增多,这与肾脏疾病相似。另外,心力衰竭时由于心排血量下降,脑缺血症状进一步加重,如不注意鉴别,很容易被误认为是老年性精神疾病、脑卒中、脑肿瘤等。

195 心力衰竭对身体的影响

(1)心、肺功能下降,出现活动时气喘,甚至静息状态下也有气喘、不能平卧等。

(2)重要器官的慢性缺血缺氧性损害造成功能减退,比如出现记忆力减退、反应迟钝、早老性痴呆、慢性肾衰竭等。

(3)周围脏器慢性淤血的损害,如下肢水肿、腹水、胸腔积液等。

196 心力衰竭的患者生活中应注意什么

对于心脏功能不好的患者来说,应采用高营养、易消化、低盐饮食,少吃多餐,生活要规律,可常吃些新鲜蔬菜瓜果、禽肉、鱼虾、食用菌、豆制品等,不吃过于油腻、过咸、过辣的食物,不喝浓茶、咖啡,戒烟、戒酒。运动后出汗多,血液易黏稠,因此要注意补充水分以稀释血液。若发生心力衰竭,则要限制饮水量,以免饮水过多增加血容量,使心力衰竭加重。最简单的方法是每日在固定时间排空大小便后测体重,保持体重稳定,若体重增加过多,可能是体内淤积的水分过多的缘故,需要警惕。

此外,控制好情绪是很重要的,同时还要保证充足的睡眠,不要熬夜,适量运动,避免过度劳累。药物治疗一定要严格按照医嘱,坚持服用药物,切不可自行停药、换药,以防心脏病突然加重,导致心力衰竭。

197 左束支传导阻滞是怎么回事

心脏电传导通路就像电话线,窦房结是正常心律的发起点,然后通过结间束传到房室结,经希氏束下传,分别通过左心室的左束支和右心室的右束支激动左、右心室。

左束支是左心室的电传导通路,左束支传导阻滞即该电路不通畅,经房室结、希氏束下传的电冲动不能直接通过左束支迅速激动左心室。左束支传导阻滞是心律失常的一种,因为通常没有明显的血流动力学异常,所以症状和体征不是很明显。左束支传导阻滞患病率在 1% 左右,并且随着年龄增长而增加,很少见于健康人,大多数由器质性心脏病引起,如心肌缺血、左心室扩张、心肌梗死等。

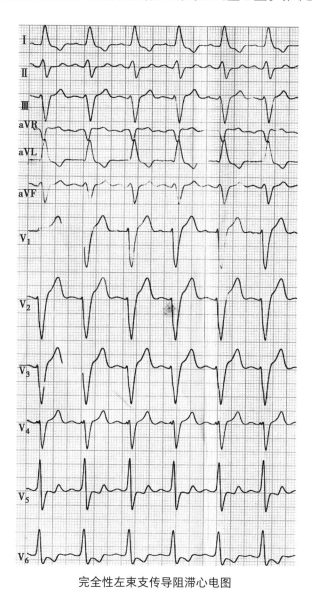

完全性左束支传导阻滞心电图

198　哪些疾病可以引起左束支传导阻滞

左束支传导阻滞极少见于健康人，大多数患者合并器质性心脏病。左束支传导阻滞包括完全性和不完全性阻滞，区分二者的标准是 QRS 波宽度是否大于 0.12 秒，如果大于 0.12 秒就是完全性左束支传导阻滞，否则为不完全性左束支传导阻滞。不完全性左束支传导阻滞与完全性左束支传导阻滞的病理意义相似，只是病变较轻，左束支受损较轻。

完全性左束支传导阻滞患者男女之比约为 2∶1。国内研究报道，完全性左束支传导阻滞合并的器质性心脏病中，冠心病占 45.3%，高血压占 19.7%，心肌病占 8.7%，心肌炎占 3.6%，肺源性心脏病占 5.2%，风湿性心脏病占 5.8%，先天性心脏病占 0.7%，主动脉病变（钙化性主动脉瓣狭窄）占 1.5%，其他（如白塞病、急性肾功能不全、脑外伤、甲状腺功能亢进、肾炎等）占 9.4%。在完全性左束支传导阻滞患者中，伴有心脏扩大者占 72.5%，伴有心力衰竭者占51.6%，心脏扩大不伴有心力衰竭者占 20.9%。

199　左束支传导阻滞有哪些危害

由于左束支较为粗短，从希氏束分出得早，其主干前部及后部分别接受左冠状动脉前降支和后降支的供血，受损机会较少，病变比较广泛时才能使其全部受损。故一旦发生完全性左束支传导阻滞，则多提示有器质性心脏病。左束支传导阻滞的发生不一定是左束支传导系统完全断裂，可因暂时的心肌缺血或炎症、水肿，使传导纤维不应期延长或传导速度减慢，从而导致左束支传导阻滞，呈时隐时现，可恢复正常，也可呈永久性阻滞。当左束支的不应期延长，传导速度明显慢于右束支时，便可出现左束支传导阻滞。其主要危害包括：①左束支传导阻滞使得左心室尤其是左室侧后壁收缩延迟，造成左心室收缩功能下降，长期可导致心力衰竭；②如果同时合并右束支传导阻滞，可引起心脏骤停，导致突然晕厥，甚至猝死。

200 心力衰竭的治疗方法有哪些

（1）病因治疗：对所有可能导致心脏功能受损的常见疾病，如高血压、冠心病、糖尿病、代谢综合征等进行有效的治疗。

（2）消除诱因：常见的诱因为感染（特别是呼吸道感染）、心律失常（特别是心房颤动），应积极治疗；潜在的甲状腺功能亢进、贫血也可能是心力衰竭加重的原因，应注意检查并予以纠正。

（3）药物治疗：包括利尿剂、扩血管药物、强心药物以及某些改善心肌重构的药物，如 β 受体阻滞剂、血管紧张素转换酶抑制剂等。

（4）植入器械治疗：包括心脏再同步化治疗（CRT）、植入型心律转复除颤器（ICD）、心脏收缩力调节器（CCM）。

（5）外科手术治疗：瓣膜病的瓣膜置换术、先天性心脏病的修补手术、梗阻性肥厚型心肌病的室间隔切除手术、终末期心力衰竭的心脏移植术等。

201 心力衰竭的药物治疗有哪些

药物治疗包括且不限于以下：

（1）利尿剂：是心力衰竭治疗中最常用的药物，通过排钠排水减轻心脏的容量负荷，可有效缓解心力衰竭患者的呼吸困难和水肿，改善运动耐量。电解质紊乱是长期使用利尿剂最容易出现的不良反应，应注意监测，特别注意监测血钾、血钠。

（2）肾素 - 血管紧张素系统抑制剂：包括血管紧张素转换酶抑制剂（ACEI）、血管紧张素受体阻滞剂（ARB）和血管紧张素受体脑啡肽酶抑制剂（ARNI）。除了发挥扩血管作用改善心力衰竭时的血流动力学、减轻淤血症状外，更重要的是降低心力衰竭患者代偿性神经 - 体液的不利影响，限制心肌、小血管的重塑，以达到改善心脏功能、推迟充血性心力衰竭进展、降低远期死亡率的目的。应从小剂量开始逐渐加量，至慢性期长期维持，终身用药。不良反应有低血压、肾功能一过性恶化、高钾血症等。

（3）β受体阻滞剂：长期应用β受体阻滞剂（琥珀酸美托洛尔、比索洛尔、卡维地洛等）可改善心力衰竭症状和生活质量，并可降低死亡、住院和猝死风险。应从小剂量开始逐渐加量，终身用药。其不良反应有低血压、心动过缓、心力衰竭加重等。

（4）醛固酮受体拮抗剂：螺内酯等抗醛固酮制剂作为保钾利尿药，在心力衰竭治疗中的应用已有较长的历史，对抑制心血管的重构、改善慢性心力衰竭的远期预后有很好的作用。中重度心力衰竭患者可加用小剂量醛固酮受体拮抗剂，但必须注意监测血钾；近期有肾功能不全、血肌酐升高、高钾血症以及正在使用胰岛素治疗的糖尿病患者不宜使用。

（5）洋地黄类药物：洋地黄类药物有增强心肌收缩力的作用，可改善心力衰竭患者的症状和运动耐量，但不能降低死亡率。应用时注意监测地高辛浓度，关注有无胃肠道症状等不良反应。

（6）其他：比如伊伐布雷定控制心率、中成药芪苈强心胶囊改善心力衰竭症状等。

心力衰竭的起搏治疗

202 什么是心脏再同步化治疗（CRT）

正常人心脏的左、右心室是同步收缩的,这时心脏收缩的能力也是最强的。心力衰竭患者的左、右心室之间运动存在不同步的现象,左心室收缩晚于右心室,这就导致心脏收缩做功的能力下降,效率降低,最终引起心室扩大,心功能降低。

心脏再同步化治疗（cadiac resynchronization therapy, CRT）属于心力衰竭的植入性器械治疗,在右心房、右心室和左心室植入导线,通过顺序起搏心房和左、右心室,使得房室之间、左右心室之间、左心室内部的收缩运动更加协调一致,从而改善心脏功能。

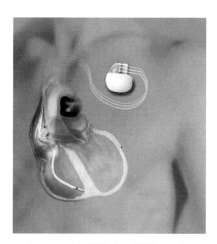

心脏再同步化治疗起搏器示意图

203 CRT 的目的和效果如何

之所以对心力衰竭患者进行起搏治疗,主要是因为心力衰竭患者往往合并传导异常,导致心房心室间、左右心室间和 / 或心室内运动不同步,反映到心电图（ECG）上表现为房室传导延迟、室内传导阻滞或束支传导阻滞，尤其是左束支传导阻滞。而CRT通过在传统右心房、右心室双心腔起搏基础上增加左心室起搏，遵照一定的房室间期和室间间期顺序发放刺激，能够实现正常的心房、心室电激动传导，以改善心脏不协调运动，恢复心房心室间、左右心室间和左心室内部运动的同步性，进而改善心功能，提高心力衰竭患者的生活质量，降低病死率。

CRT患者中约70%反应良好，也就是说，心力衰竭患者经CRT后心功能改善、心脏缩小以及活动量增加；其中10%~20%为CRT超反应者，其心功能明显改善、心脏明显缩小以及活动量明显增加，其住院率和死亡率明显减低。

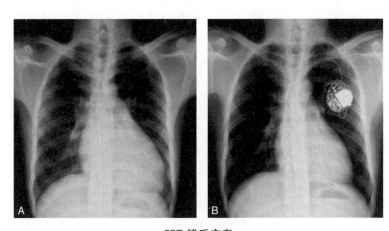

CRT超反应者

A. 植入术前的胸部X线片；B. 植入后3个月胸部X线片，心脏明显缩小。

204 哪些患者适合植入CRT起搏器

（1）已经存在心力衰竭、心脏电传导延迟，特别是完全性左束支传导阻滞的患者。

（2）因心跳缓慢需要起搏治疗，依赖心室起搏的同时伴有心功能不全的患者。

（3）已经植入常规心脏起搏器，后来出现心功能下降的患者。

205　CRT 和 ICD 可以联合在一起应用吗

可以。一旦明确心力衰竭患者需要植入 CRT 起搏器,就应慎重考虑植入 ICD 的必要性。大多数符合 ICD 和 CRT 适应证的患者应植入心脏再同步化治疗除颤器(CRT-D)。因为心力衰竭患者发生恶性室性心律失常(室性心动过速和心室颤动)的概率很高,而这些心律失常如果不能及时纠正,可以引起心脏性猝死,而终止这些心律失常最有效的方法是及时进行电除颤治疗。ICD 可以实时监测心律变化,如果患者发生心律失常,ICD 可以进行识别、鉴别、诊断程序后,给予不同治疗,最后终止恶性心律失常,从而避免猝死。ICD 和 CRT-D 应用中还有一个现实问题,就是患者能否负担高昂的医疗费用,这一问题不容忽视。

206　什么是心脏再同步化治疗除颤器(CRT-D)

CRT-D,也就是心脏再同步化治疗除颤器(cardiac resynchronization therapy defibrillator),即整合 CRT 装置和 ICD 装置的功能于一身的心脏植入装置,既能起到心脏再同步以改善心功能的作用,又能最大限度地预防心脏性猝死,降低患者死亡率。

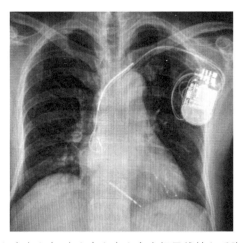

CRT-D 植入术右心房、右心室和左心室电极导线植入后胸部 X 线片

207 什么是心脏收缩力调节器（CCM）

心脏收缩力调节器（cardiac contractility modulation, CCM）是一种特殊的起搏器，包括心脏收缩力调节器和植入至右心室室间隔的两根心室导线。通过发放心脏收缩力调节信号，在心肌的绝对不应期进行电刺激，从而加强心肌收缩力，改善心力衰竭。

208 什么样的患者适合植入 CCM

CCM 主要适用于：窦性心律、窄 QRS 波而不适合 CRT、LVEF 范围为 25%~45% 且接受药物治疗仍有症状的 NYHA 心功能 III 级心力衰竭成年患者。

209 植入了除颤器，还能再植入 CCM 吗

可以的。除颤器主要是治疗室性心律失常、预防心脏性猝死，通常植入在胸部左侧；而 CCM 主要是用于改善心力衰竭，通常植入到胸部右侧。CCM 与除颤器之间可以协同工作，改善心力衰竭的同时预防猝死。

210 CCM 能用多久

与普通起搏器不同，CCM 是可以体外充电的，每 1~2 周充电一次，每次充电只需 60~90 分钟。

心力衰竭起搏治疗植入的基础知识

211 CRT 手术简介

CRT 手术即心脏再同步化治疗起搏器（双心室起搏器，通常为三腔起搏器）植入手术。通常包括三根导线，即心房导线、右心室导线和左心室导线，分别植入右房耳部、右室心尖/间隔部和左室侧壁心外膜部。导线放好后，再将导线与脉冲发生器连接，埋植在左侧胸部皮下囊袋内。

212 CRT 手术过程是怎样的

CRT 手术比常规的起搏器植入手术复杂，难度大，一般耗时 1.5~3 小时。

（1）局部麻醉后，医生会在您的左侧胸部皮肤切开一个小口，做一个囊袋，预备放置 CRT 装置的脉冲发生器。

（2）穿刺锁骨下静脉或腋静脉，依次经过静脉植入左心室导线、右心室导线、右心房导线到心腔合适的位置。

（3）测试导线的各项参数是否符合要求，如参数不符合要求，需调整导线的位置直到参数满意。

（4）将起搏导线和起搏器连接，然后一并放入囊袋。

（5）缝合囊袋切口，一般 5~6 针。

213 CRT 手术前有哪些准备工作

（1）完成术前的常规检查，包括血常规、尿常规、大便常规、凝血功能、生化全套、胸部 X 线片、超声心动图、心电图等。

（2）术前尽可能停用抗血小板或抗凝药物，如阿司匹林、氯吡格雷，如果是华法林，应控制 INR 在 2.0 以下且无须低分子量肝素桥接；如果是新型口服抗凝药,可在病情允许时停用 24 小时,以免术中出血以及术后出血所致的囊袋内血肿。

（3）清洁手术部位及周边的皮肤,刮除过多的体毛,减少手术感染的机会。

（4）了解手术方式及可能风险,签署手术知情同意书,调整心理状态,消除不必要的紧张、焦虑情绪。

214　CRT 手术当天需要做什么

（1）放松心情,不要过于紧张和焦虑。

（2）术前少量进食,避免术中出现呕吐。

（3）打留置针,建立静脉通路。

（4）更换干净的病员服。

（5）注射抗生素以预防手术感染。

215　CRT 手术中会有哪些感受

CRT 手术较为复杂,手术时间较长,而且患者合并器质性心脏病和心力衰竭,对手术的耐受性较差,因此对术者的要求很高。患者在术中的主要感受为手术部位的疼痛或者胸闷、气喘加重,出现不适请及时告知手术医生,切勿在手术台上乱动。

216　CRT 手术风险包括什么

（1）血胸、气胸:轻者可不做特殊处理,必要时行穿刺引流或外科手术。

（2）心肌穿孔、心脏压塞:心包穿刺引流,必要时行外科手术修补心脏。

（3）手术部位感染:需要抗感染治疗,必要时需要手术清创甚至移除整个起搏系统。

（4）术中突发急性左心衰竭或恶性心律失常:及时抢救,对症处理。

（5）左心室导线植入失败：停止本次手术，可择期再行手术，必要时请心脏外科医师将左心室导线缝于心外膜，或选择希氏束起搏、左束支起搏等。

（6）膈肌刺激：出现腹部跳动或呃逆，需要程控 CRT 装置参数或者调整电极导线位置。

217 CCM 是如何植入的

CCM 的植入与普通起搏器并无太大区别。患者局部麻醉，穿刺锁骨下静脉或腋静脉后，将两根主动电极导线植入到右心室间隔部，测试参数满意后与脉冲发生器连接，埋于胸部囊袋中，缝合皮肤即可。

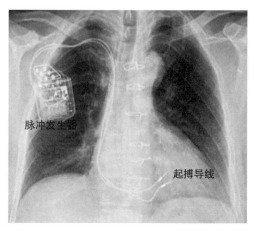

CCM 植入术后的 X 线影像，可见脉冲发生器和两根起搏导线

心力衰竭起搏治疗后的基础知识

218　CRT 手术后有哪些不适

常见不适包括手术部位疼痛、植入侧上肢肿痛、呃逆、腹部肌肉或囊袋处肌肉跳动。

219　CRT 手术后出现呃逆、腹部肌肉或囊袋处肌肉跳动怎么办

（1）出现以上情况应及时联系医生。

（2）呃逆或腹部肌肉跳动考虑为膈神经刺激，一般可以通过程控调整 CRT 装置参数解决。

（3）囊袋处肌肉跳动常见原因为起搏电压过高、导线绝缘层破损等，前者可以通过程控调整参数解决，后者通常需要更换导线。

220　CRT 起搏器与电磁干扰

CRT 起搏器是高精密的心脏植入电子装置，其工作稳定性可能会受到强电流或强磁场的干扰。植入后应尽量避免电磁干扰，以防扰乱 CRT 起搏器工作程序而造成起搏故障。

221　CRT 手术后可以打手机吗

可以，只要保持手机距离 CRT 起搏器植入部位 15cm 以上即可，建议用植入起搏器对侧的手操作手机。

222 家用电器对 CRT 起搏器有无影响

家用电器大多无影响,如电视机、电脑、电磁炉、吸尘器、电吹风、电熨斗、电冰箱、微波炉、电动剃须刀等。

223 机场安检设备是否对 CRT 起搏器有影响

安检设备对 CRT 起搏器没有影响,但能触动金属探测报警器,患者应事先向安检人员出示起搏器 ID 卡。

224 一般安检设备是否对 CRT 起搏器有影响

虽然一般安检设备对 CRT 起搏器没有影响,但会触动金属探测报警器。

225 CRT 起搏器植入的患者是否可以做磁共振检查

(1)植入普通 CRT 起搏器的患者应尽可能避免磁共振检查。

(2)植入磁共振兼容 CRT 起搏器的患者可以进行磁共振检查(详见起搏器部分)。

226 碎石术、电刀、放射治疗和透热疗法(烤电)等对 CRT 起搏器植入的患者有影响吗

(1)若位于治疗的焦点位置,上述操作可能会对 CRT 装置造成永久性损害。

(2)电刀可抑制 CRT 装置起搏脉冲的发放,如患者为起搏器依赖,将造成危险。

(3)高能量放射治疗可直接损坏 CRT 装置。

（4）透热疗法可能通过起搏导线传导能量灼伤心肌,造成起搏、感知障碍。

227 CRT 手术后多久可以洗澡

术后切口完全愈合之前应避免沾水,切口术后 7 天即可拆线,通常拆线后 2~3 天即可洗澡。

228 CRT 手术后性生活会受影响吗

CRT 起搏器对性生活无影响,根据患者心功能状态决定是否可以性生活以及性活动的剧烈程度。

229 CRT 手术后日常生活需要注意什么

按医嘱服药,避免过度劳累,远离强电磁场,避免对 CRT 装置脉冲发生器的直接撞击。

230 CRT 手术后随访及生活方式有何改变

（1）CRT 手术后应定期随访,根据病情调整 CRT 装置参数和 / 或药物治疗方案,如有不适,建议随时就医。

（2）术后逐步恢复日常生活和体力活动,植入侧上肢活动幅度不宜过大。

231 为什么 CRT 手术后要定期随访

定期随访可以适时调整 CRT 装置参数和 / 或药物治疗方案,从而使治疗效果达到最佳。否则,往往不能有效改善心力衰竭症状、延长患者寿命。

232 CRT 手术后随访方式和频率是怎样的

（1）建议定期门诊随访，一般要求患者出院后首次随访时间为 1~3 个月，以后每 6 个月至 1 年一次，患者有不适等情况随时到门诊随访。

（2）如果病情稳定甚至持续改善并且远程随访 CRT 工作状态良好，可适当延长门诊随访的时间间隔。

（3）接近电池耗竭时，应缩短随访的时间间隔。

233 CRT 手术后随访都有哪些内容

CRT 手术后随访包括询问病情及服药情况、测试程控起搏器、调整药物治疗方案。

234 CRT 手术后出现发热，囊袋伤口出血、肿胀、发红和疼痛该怎么办

CRT 手术后出现发热，囊袋伤口出血、肿胀、发红和疼痛时，应及时就医，根据医生建议接受相应治疗。

235 CRT-D 发生放电会有什么感觉

一般犹如胸部被拳击。这种感觉是 CRT-D 治疗时身体的正常反应，意味着 ICD 正常工作，可能刚刚挽救了您的生命，不必紧张、恐惧。但应该尽快联系您的医生，因为治疗方案可能需要调整。

236 为什么 CRT-D 有时会发出报警声，该怎样处理

部分 CRT-D 具有监测经胸阻抗功能，当心力衰竭加重、肺部淤血或水肿

加重达到一定阈值即会发出报警声,如听到报警声,应及时与医生联系。

237 CRT 手术后随访期间出现体重增加、气短、下肢水肿等该怎样处理

限制盐、水摄入,告知您的医生,在医生指导下调整药物治疗方案,比如适当增加利尿剂用量,如果不能减轻,可能需要住院治疗。

238 CRT 起搏器植入的患者是否可以进行身体接触的体育运动,比如足球、篮球、曲棍球、橄榄球等

CRT 起搏器植入的患者应该避免比较激烈的直接身体接触的体育运动,以免损坏植入装置。

239 CRT 手术后原来的药物是否可以停用了

CRT 手术后仍需坚持服用治疗心力衰竭的相关药物,而且某些药物如 β 受体阻滞剂等可因植入了 CRT 起搏器而加量,需咨询医生及时调整药物治疗方案,坚持服药。

240 CCM 植入术后注意事项与 CRT 手术有何不同吗

CCM 植入术后注意事项与 CRT 手术类似,包括囊袋处伤口的观察、按时服药、定期复查等。

附　录
常用缩略语英中文对照

AAI	atrial inhibited pacing	心房抑制型起搏
AED	automatic external defibrillator	自动体外除颤器
AF	atrial fibrillation	心房颤动
ATP	anti-tachycardia pacing	抗心动过速起搏器
AVB	atrial ventricular block	房室传导阻滞
CRT	cardiac resynchronization therapy	心脏再同步化治疗
CRTD	cardiac resynchronization therapy defibrillator	心脏再同步化治疗除颤器
DCM	dilated cardiomyopathy	扩张型心肌病
DDD	fully automatic dual chamber pacing	全自动双腔起搏
ECG	electrocardiogram	心电图
EPS	electrophysiologic study	电生理检查
ERI	selective replacement indicator	择期更换指征
HF	heart failure	心力衰竭
HM	home monitoring	家庭监测
ICD	implantable cardioverter defibrillator	植入型心律转复除颤器
LBBB	left bundle branch block	左束支传导阻滞
LVEF	left ventricular ejection fraction	左心室射血分数
SCD	sudden cardiac death	心脏性猝死
SSS	sick sinus syndrome	病态窦房结综合征

UCG	echocardiography	超声心动图
VF	ventricular fibrillation	心室颤动
VT	ventricular tachycardia	室性心动过速
VVI	ventricular inhibited pacing	心室抑制型起搏

版权所有，侵权必究！

图书在版编目（CIP）数据

心脏起搏问答 / 华伟主编 . —2 版 . —北京：人民卫生出版社，2023.9

ISBN 978-7-117-35365-6

Ⅰ．①心…　Ⅱ．①华…　Ⅲ．①心脏起搏器–问题解答　Ⅳ．①R318.11-44

中国国家版本馆 CIP 数据核字（2023）第 184517 号

| 人卫智网 | www.ipmph.com | 医学教育、学术、考试、健康，购书智慧智能综合服务平台 |
| 人卫官网 | www.pmph.com | 人卫官方资讯发布平台 |

心脏起搏问答
Xinzang Qibo Wenda
第 2 版

主　　编：华　伟
出版发行：人民卫生出版社（中继线 010-59780011）
地　　址：北京市朝阳区潘家园南里 19 号
邮　　编：100021
E - mail：pmph @ pmph.com
购书热线：010-59787592　010-59787584　010-65264830
印　　刷：廊坊一二〇六印刷厂
经　　销：新华书店
开　　本：710×1000　1/16　印张：8
字　　数：122 千字
版　　次：2016 年 4 月第 1 版　　2023 年 9 月第 2 版
印　　次：2023 年 11 月第 1 次印刷
标准书号：ISBN 978-7-117-35365-6
定　　价：46.00 元

打击盗版举报电话：010-59787491　E-mail：WQ @ pmph.com
质量问题联系电话：010-59787234　E-mail：zhiliang @ pmph.com
数字融合服务电话：4001118166　E-mail：zengzhi @ pmph.com